基层医务人员
实用检验手册

主　审◎杨鹏鸣

主　编◎刘曙平　张　清　李　盈

副主编◎周　伟　徐海洲　李　峰　舒艳娟

编　者（以姓氏笔画为序）

乐正宇（孝感市第一人民医院）

邢　杰（孝感市第一人民医院）

刘　园（孝感市第一人民医院）

刘曙平（孝感市第一人民医院）

李　成（孝感市第一人民医院）

李　伦（孝感市第一人民医院）

李　盈（孝感市第一人民医院）

李　峰（孝感市第一人民医院）

吴　娜（孝感市第一人民医院）

张　清（孝感市第一人民医院）

张力铭（武汉市青山区钢花村街社区卫生服务中心）

周　伟（孝感市第一人民医院）

周立里（孝感市第一人民医院）

祝　敏（孝感市第一人民医院）

徐海洲（孝感市第一人民医院）

谈　婷（孝感市第一人民医院）

董红芬（孝感市第一人民医院）

舒艳娟（孝感市第一人民医院）

鲁红婷（孝感市第一人民医院）

华中科技大学出版社
http://press.hust.edu.cn
中国·武汉

内 容 简 介

本书内容包括检验标本的采集、常用临床检验项目的临床意义、常用临床检验项目组合、临床检验危急值及处理、临床输血与用血安全、医学检验常用名词解释、110 余种疾病临床路径检验项目表和相关附录。

本书适合广大的医务工作者,尤其是基层医疗机构的医生、护士和检验人员。

图书在版编目(CIP)数据

基层医务人员实用检验手册 / 刘曙平,张清,李盈主编. -- 武汉 : 华中科技大学出版社,2024. 6. -- ISBN 978-7-5772-1149-7

Ⅰ. R446-62

中国国家版本馆 CIP 数据核字第 202446W3Y4 号

基层医务人员实用检验手册　　　　刘曙平　张　清　李　盈　主编
Jiceng Yiwu Renyuan Shiyong Jianyan Shouce

策划编辑:居　颖
责任编辑:居　颖　何春雨
封面设计:廖亚萍
责任校对:朱　霞
责任监印:周治超
出版发行:华中科技大学出版社(中国·武汉)　　　电话:(027)81321913
　　　　　武汉市东湖新技术开发区华工科技园　　　邮编:430223
录　　排:华中科技大学惠友文印中心
印　　刷:湖北新华印务有限公司
开　　本:880mm×1230mm　1/32
印　　张:8.125
字　　数:255 千字
版　　次:2024 年 6 月第 1 版第 1 次印刷
定　　价:48.00 元

前　　言

　　医学检验是一门涉及基础医学、临床医学、生物学、化学、物理学、计算机科学的交叉学科。随着医学科学和分子生物学技术、电子计算机技术、机械自动化技术的迅速发展和相互渗透,ISO 15189 质量管理体系在临床实验室管理中的全面应用促进了检验科发展的自动化、信息化和标准化。诸多新理论、新技术、新仪器、新方法都率先在医学检验中应用,使其内涵不断深化,医学检验在临床诊疗中的作用日益突出,成为发展较快的医学学科之一。检验科是医院重要的医技科室,它的主要作用是为临床疾病的诊断、治疗、病程监测、预后判断、疾病预防、健康管理等提供实验室检查的客观依据。为了进一步提高孝感市第一人民医院临床检验质量以及更好地服务临床、服务患者,在医院领导的大力支持下,我们组织全院检验、输血、护理及临床医疗专业的相关医务人员,编写了这本《基层医务人员实用检验手册》,旨在为基层医疗机构的临床医护人员和检验人员介绍检验标本采集、370 余项常用检验项目的临床意义、危急值的处理、临床输血等相关知识。这有助于临床医生更准确地选择检验项目、护理人员正确采集标本和规范运输标本、检验人员正确处理危急值以及进行科学合理的临床输血,使医学检验在临床疾病的诊断与治疗中发挥更重要的作用。

　　检验质量是检验医学的生命线,检验质量的持续改进是检验人员矢志追求的目标,临床医生和患者的满意是检验人员永无止境的追求。

　　近年来,检验科开展的检验项目快速增加,一些特大型医院及第三方实验室开展的检验项目达数千项之多。这些繁杂的检验项目及浩如烟海的检验信息使临床医生应接不暇。广大的医务工作者,尤其是基层医疗机构的医生、护士、检验人员迫切需要一本具备简明性、便携性、科学性、实用性的检验手册,方便携带、随时查阅。

　　检验结果的准确性关系到临床医生对疾病的诊治及患者的生命安全。影响检验结果的因素很多,包括临床医生开具医嘱,护士采集、保存及送达标本,检验过程的操作及全程质量控制,检验结果的审查核对,检验报告单的发出等众多环节,涉及人员包括医生、护士、患者、检验人员等。检验过程的任何一个环节、任何一个人出现差错都会影响检验结果的准确性。

　　本手册内容包含检验标本的采集、常用检验项目的临床意义、常用检验项目组合、临床检验危急值及处理、临床输血与用血安全、医学检验常用名词解释、110余种疾病临床路径检验项目表和相关附录,可供临床医生、护士、检验人员、医学院校学生及关注医学检验知识的人士参考。

　　由于编者专业知识有限,手册中的错误在所难免,敬请各位读者批评指正!

编　者

目　　录

第一章　检验标本的采集

临床检验标本来源于人体的血液、尿液、粪便及其他体液,具有唯一性、代表性、时效性、真实性的特点。正确的标本是检验结果准确的前提和关键。患者准备和标本采集是保证检验质量的重要环节,属于检验分析前的质量控制过程,主要由临床医护人员、患者及其家属完成,检验人员参与较少。标本采集具有临床实验室的非可控性、检验质量缺陷的隐蔽性、差错责任难界定性的特点。由于受检者受各种内在和外界因素的影响,会使检验结果产生不同程度的误差。标本采集前,医护人员、标本采集人员、检验人员应了解受检者的状态和影响检验结果的非疾病因素,使受检者保持良好的受检状态,尽量减少标本因素对检验结果的影响,保证采集标本能真实地反映受检者当前的身体状况和疾病状态。

第一节　影响检验标本的因素

除了特殊检验项目有专门规定外,一般要求受检者处于安静状态,生活、饮食处于日常状态。目前已公认,饮食、过度空腹、运动、饮酒、吸烟及体位等因素均可影响某些检验结果。

一、生物因素对检验结果的影响

1. 生物周期　从儿童、少年、青年、壮年到老年的整个生命周期,检验结果都会有年龄和性别的差异。不同年龄阶段、女性生育周期、昼夜节律变化等都会导致体内部分物质含量发生变化。

(1)昼夜节律:昼夜节律会对检验结果产生影响(表1-1)。生长激素昼夜变化幅度为 $300\%\sim400\%$,皮质醇昼夜变化幅度为 $180\%\sim200\%$,白细胞数量早晨较低而下午较高。昼夜节律变化幅度最大的是激素类,因此这类指标的检验项目要统一标本采集时间。

表 1-1　部分检验指标日间变化

指　　标	最大值出现时段	最小值出现时段	变化幅度/（％）
ACTH	6—10	0—4	150～200
皮质醇	5—8	21—24	180～200
睾酮	2—4	20—24	30～50
TSH	20—24	7—13	5～15
FT$_4$	8—12	23—24	10～20
生长激素	21—23	1—21	300～400
PRL	5—7	10—12	80～100
醛固酮	2—4	12—14	60～80
PRA	0—6	10—12	120～140

注：ACTH 为促肾上腺皮质激素；TSH 为促甲状腺激素；FT4 为游离甲状腺素；PRL 为催乳素；PRA 为血浆肾素。

（2）女性月经变化：女性在月经的三个阶段（月经期、卵泡期、黄体期），与生殖相关的性激素（如雌激素、催乳素、卵泡刺激素、黄体生成素等）会发生周期性的剧烈变化。月经前后红细胞、血红蛋白、总蛋白（TP）、白蛋白（ALB）等指标水平会有很大变化，月经前较高，月经后显著降低。

2.情绪变化　人体的激动、兴奋、恐惧等不同情绪状态可影响神经-内分泌系统，可使儿茶酚胺、皮质醇等激素水平升高。情绪变化也会使白细胞、血红蛋白、纤维蛋白原等指标水平升高。

3.年龄变化　因胎儿处于母体子宫内相对缺氧的环境中，红细胞数目会应激性增高，新生儿出生后血红蛋白、红细胞水平较成人高 20％～30％；新生儿肝功能发育不全，代谢处理胆红素的能力较弱，总胆红素、间接胆红素水平也会比成人高；新生儿至 4～6 岁的幼儿淋巴细胞百分比高于成人；14 岁以下少年和儿童由于生长发育快，成骨细胞活力强，碱性磷酸酶水平比健康成人高 3 倍左右；老年人肾功能减退，尿素、尿酸水平增高，促甲状腺激素、总胆固醇及低密度脂蛋白胆固醇水平增高，红细胞、血红蛋白、甲状腺激素水平相对下降。

4.性别差异　男女在肌肉含量、激素分泌、器官特异性等很多方面具有明显的差别,导致很多检验指标存在性别差异。血红蛋白、红细胞、总蛋白、白蛋白、尿素、肌酐(Cr)、尿酸、甘油三酯、葡萄糖、胆红素等指标水平男性都比女性高,男女在激素方面的水平差异更加显著。

5.妊娠　妊娠期间由于血容量大幅度增加,导致血液被稀释,血红蛋白、红细胞、总蛋白(TP)、白蛋白等指标水平减低;凝血因子活性增强,尤其是凝血酶原时间(PT)及活化部分凝血活酶时间(APTT)缩短、纤维蛋白水平显著增高;甲胎蛋白、甲状腺素等指标水平增高;部分孕妇会出现妊娠期糖尿病、妊娠期蛋白尿等。

二、生活习惯对检验结果的影响

1.饮食　饮食对检验结果影响较大(表1-2)。一顿标准餐后,血液甘油三酯(TG)水平升高 50％,葡萄糖(GLU)、总胆红素水平升高 15％,谷草转氨酶水平升高 20％。高蛋白、高核酸、高脂肪饮食会引起血液尿素、尿酸(UA)、甘油三酯、总胆固醇(TCH)水平大幅度升高。食物如含有动物血液或血液制品,会引起粪便隐血假阳性。故在标本采集前,应告知受检者必须空腹 12 小时以上,采血前一天晚上清淡饮食,次日清晨空腹采血。

表 1-2　饮食对部分检验结果的影响

检验项目	常 规 进 食	高蛋白进食	高 脂 进 食
生化检验	血清↑:GLU、TG、极低密度脂蛋白(VLDL)、TCH、总蛋白(TP)、ALB、Cr、γ-谷氨酰转移酶(GGT)、谷草转氨酶(AST)、碱性磷酸酶(ALP)、血尿素氮(BUN)、载脂蛋白 B(Apo-B)、载脂蛋白 AⅠ(Apo-AⅠ)、钙离子(Ca^{2+})、血清总胆红素(TBIL)、UA、乳酸脱氢酶(LDH)、碳酸氢根离子(HCO$_3^-$)	血清↑:BUN、UA、C反应蛋白(CRP)、TP	血清↑:VLDL、低密度脂蛋白(LDL)、TCH、TG
免疫检验	血清↑:降钙素原	—	血清↑:SHBG(性激素结合球蛋白)

续表

检验项目	常 规 进 食	高蛋白进食	高 脂 进 食
其他	血清↑:肼屈嗪、奈非那韦、尼莫地平、普罗帕酮、头孢呋辛、托特罗定、维生素 A 酯、胃泌素、昂丹司琼、地拉罗司、塞来昔布等(药物浓度监测)	—	—

2. 过度空腹 一般血液生化检验要求患者晚餐后禁食,至次日清晨采血,空腹 12~14 小时。但若空腹达 24 小时以上,某些检验指标会有异常结果。血糖水平可因空腹时间过长而降低;血清胆红素水平可因空腹 48 小时而升高 240%;甘油三酯、游离脂肪酸水平可因空腹过度而增加,而胆固醇水平无明显改变。饥饿还会使 β-羟丁酸、乳酸、乙酰乙酸、丙酮酸等酸性物质水平升高,而导致代谢性酸中毒。

3. 运动 剧烈运动可显著加快机体的有氧代谢及无氧代谢过程,引起部分检验指标的异常变化(表1-3)。运动可引起血糖、皮质醇、肾上腺素、去甲肾上腺素、胰高血糖素、促肾上腺皮质激素、生长激素水平升高;也会引起与肌肉有关的酶如肌酸激酶、谷草转氨酶、乳酸脱氢酶、谷丙转氨酶等水平有不同程度的升高,尤其以肌酸激酶水平升高最为明显。运动时糖异生增强,使血糖水平升高,胰岛素分泌下降;部分血细胞如白细胞、血小板数目增多;有些人会出现运动性血尿及运动性蛋白尿。对受检者采集血液标本应在运动完休息 30 分钟后进行,采集尿液标本前应禁止剧烈运动。

表1-3 剧烈运动对部分检验结果的影响

检验项目	升 高	降 低
血液检验	红细胞(RBC)、白细胞(WBC)、血红蛋白(Hb)、血细胞比容(HCT)、血小板(PLT)、中性粒细胞(NE)	淋巴细胞(轻微降低)

检验项目	升　　高	降　　低
尿液检验	尿比重、尿蛋白、尿红细胞	—
生化检验	尿液:淀粉酶(AMY)、Ca^{2+}、钠离子(Na^+)、17-羟皮质类固醇、17-酮类固醇、白蛋白(ALB) 血浆:氨 血清:高密度脂蛋白胆固醇(HDL-C)、肌酐(Cr)、肌酸激酶(CK)、钾离子(K^+)、血尿素氮(BUN)、尿酸(UA)、葡萄糖(GLU)	尿液:肾小球滤过率(GFR)、K^+、Na^+、Cr、淀粉酶 血清:载脂蛋白AⅠ(Apo-AⅠ)、低密度脂蛋白(LDL)、极低密度脂蛋白(VLDL)、甘油三酯(TG)、总胆固醇(TCH)、ALB、载脂蛋白B(Apo-B)、脂蛋白(a)(Lp(a))
免疫检验	尿液:免疫球蛋白A(IgA)、免疫球蛋白G(IgG)、α1-微球蛋白(α1-MG)、β2-微球蛋白(β2-MG) 血浆:脑利尿钠肽(BNP)、抗利尿激素(ADH)、N末端脑利尿钠肽前体(NT-proBNP)、胰岛素、促肾上腺皮质激素(ACTH)、催乳素(PRL)、甲状旁腺激素(PTH)、前列腺素E_1(PGE₁)、前列腺素E_2(PGE₂)、去甲肾上腺素(NA)、人生长激素释放多肽(GHRP)、生长激素(GH) 血清:IgA、β2-MG、促红细胞生成素(EPO)、促甲状腺激素(TSH)、α干扰素(IFN-α)、甲状腺素(T4)、甲状腺素结合球蛋白(TBG)	血浆:降钙素(CT)、C肽 血清:缺血修饰白蛋白(IMA)、性激素结合球蛋白(SHBG)
凝血检验	APTT	PT
其他	尿液:多巴胺、儿茶酚胺、α1酸性糖蛋白	血浆:β-氨基丁酸

4.饮酒 长期饮酒会损害肝功能。饮酒后血乳酸、尿酸、乙醛、乙酸水平增高。长期饮酒者高密度脂蛋白固醇水平偏高,平均红细胞体积增加,γ-谷氨酰转肽酶、谷丙转氨酶、谷草转氨酶水平亦较不饮酒者高,可以将 γ-谷氨酰转肽酶作为嗜酒者的筛选检查指标。

5.吸烟 吸烟者血液一氧化碳血红蛋白含量可达 8%,而不吸烟者含量在 1%以下;吸烟者白细胞计数、血红蛋白水平、平均红细胞体积、血细胞比容、纤维蛋白原水平、血液黏稠度、癌胚抗原水平等多种指标均会升高。

6.药物 药物对检验结果的影响非常复杂,15000 多种药物能影响检验过程或直接参与检验过程化学反应,从而干扰或影响检验结果(表1-4)。维生素 C 能干扰基于 Trinder 反应的所有检验项目如葡萄糖、尿酸、甘油三酯、胆固醇检验等,使检验结果偏低。维生素 C 还会干扰尿干化学分析的检验结果,使尿隐血、尿糖、尿酮体、尿亚硝酸盐出现假阴性反应。有些药物可使血清、尿液的颜色加深,影响比色反应,使结果假性升高。注射青霉素类药物会出现尿蛋白假阳性。抗结核药、抗生素、抗白血病药物、磺胺类药物对肝功能指标有一定的影响。长期使用成瘾性药物会使多项检验指标发生变化,如吗啡会使淀粉酶、脂肪酶、谷丙转氨酶、谷草转氨酶、碱性磷酸酶活性升高,使胆红素、促甲状腺激素、泌乳素水平升高,胰岛素、去甲肾上腺素等水平减低。海洛因会使二氧化碳分压(PCO_2)、游离甲状腺素(FT_4)、总胆固醇、血钾等水平升高,氧分压(PO_2)、白蛋白水平降低。大麻会使血钠、血钾、血氯、尿素、胰岛素水平升高,血糖、肌酐及尿酸水平降低。

表1-4 某些药物对检验结果的影响

药　　物	影　　响
大麻	↑Na^+、K^+、UA、氯离子(Cl^-)、胰岛素 ↓Cr
海洛因	↑二氧化碳分压(PCO_2)、FT_4、TCH、钾离子(K^+)、镁离子(Mg^{2+}) ↓氧分压(PO_2)、ALB、TSH

续表

药 物	影 响
吗啡	↑淀粉酶(AMS)、脂肪酶(LPS)、AST、谷丙转氨酶(ALT)、胆红素(BIL)、ALP、胃泌素、TSH、PRL ↓胰岛素、去甲肾上腺素、神经降压肽、嗜铬粒蛋白A
苯丙胺	↑香草苦杏仁酸(VMA)、儿茶酚胺

7.体位 体位改变可影响血液循环,血浆和组织间液的物质水平平衡因体位不同而发生改变,细胞成分和大分子物质的改变较为明显。人体由卧位改为站立位时,血浆白蛋白、总蛋白、酶、钙、胆红素、胆固醇及甘油三酯等水平增高;血红蛋白水平、血细胞比容、红细胞计数亦于站立位时增高(表1-5)。

表1-5 人体由仰卧位改为站立位时部分检验结果的变化

影 响	具 体 指 标
血浆↓	容量
血清↑	HDL、LDL、VLDL、IgG、IgA、免疫球蛋白M(IgM)、α1-MG、α2-微球蛋白(α2-MG)、ALB、TCH、TG、TP、Ca²⁺、AST、Apo-AⅠ、Apo-B
全血↑	RBC、WBC、Hb、HCT
尿液↑	IgG、ALB

三、标本状态对检验结果的影响

1.脂血 脂血会严重影响血脂各项检验结果的准确性;脂血影响化学分析吸光度,使检验结果假性升高;脂血挤占血清中水的比例,使检验结果降低;脂血还会影响免疫反应过程中抗原与抗体的结合。

2.溶血

(1)红细胞溶解使红细胞内容物释放进入血浆,导致部分被测物如血钾、乳酸脱氢酶、间接胆红素等水平显著增高。

(2)溶血导致血清或血浆颜色加深,引起基于终点法的检验项目结果偏高;溶血还使红细胞释放过氧化物酶、铁离子等,会严重影响基于酶联法免疫检验项目的结果判读,出现假阳性结果。

(3)溶血会导致肌酸激酶、神经元特异性烯醇化酶活性假性升高。

(4)一般情况下应拒收溶血标本,建议重新采集,离心血液标本时应避免溶血。若标本无法采集又必须进行检验时,应在检验报告中注明"标本出现溶血,结果仅供参考"等字样。

3.黄疸　黄疸标本因颜色加深会严重干扰很多基于终点比色法测定的检验项目,如血糖、总蛋白、白蛋白等,使这些检验项目结果偏高。在检验报告上应注明"标本严重黄疸"等字样。

4.血液中有凝块　在进行血细胞分析、凝血因子分析、红细胞沉降率检验的抗凝血液中发现明显凝块时,应弃之不用。血细胞分析血样中出现凝块会使白细胞、红细胞、血小板等血细胞计数结果偏低,尤以血小板计数降低最为明显;凝血因子分析血样中出现凝块,表示凝血因子已被大量消耗,会导致凝血酶原时间、部分活化凝血活酶时间、凝血酶、纤维蛋白原等指标检验结果异常;抗凝血液中出现微小凝块还会影响仪器对样品的吸入量,导致血液分析结果偏低。

5.抗凝剂　肝素会影响核酸检验,影响神经元特异性烯醇化酶及胆红素检验(钒酸盐法)的结果;EDTA-K_2抗凝血用于生化分析可引起血清钙检验结果降低,血清钾检验结果升高;液体抗凝剂与血液的比例不合适会影响结果的准确性,采血量不够会使结果偏低,采血过量会使结果偏高。

6.巨酶　酶与球蛋白结合形成的复合物称为巨酶,几乎存在于所有的诊断酶中。这种结合能延长酶在血液循环中的半衰期,从而导致酶活性增高。在血清酶与球蛋白水平同时升高时,应考虑巨酶因素对血清酶检验的影响。

7.输液时采集的标本　输液时采血不仅使采集的血液标本稀释,而且混入的输液成分会改变血液自身的成分,严重干扰检验结果,较常见的干扰项目是葡萄糖和电解质检验。应尽量避免输液过程中采血,绝对禁止在输液同侧静脉采血。

8.细菌培养样品　细菌培养样品的采集要采用无菌技术,防止采血过程中杂菌污染,导致血培养出现错误结果。

9. **生物钟影响**　受检者采血前准备还应考虑患者的生物钟影响,因此复查时应在大体相同的时间采样。

10. **血气分析的标本**　血气分析的血液标本以动脉血为原则,采集后应立即密封,切不可漏气,防止动脉血中氧气溢出和二氧化碳进入。

四、自然因素对检验结果的影响

1. **季节因素**　夏季由于人们户外活动多,接受光照时间长,维生素D_3合成较多,甘油三酯水平较低;冬季甲状腺激素(三碘甲状腺原氨酸(T3)、甲状腺素(T4))、促甲状腺激素(TSH)、总胆固醇水平比夏天高。

2. **海拔高度因素**　为了适应海拔高度的变化,人体的红细胞、血红蛋白、C反应蛋白(CRP)等水平随海拔升高而增高;肾素、转铁蛋白、肌酐、雌激素等水平随海拔升高而降低。

五、标本采集方式对检验结果的影响

1. **采样量**　合适的采样量是保证检验质量的前提之一。若采样量过少,难以满足检验要求,不能对可疑结果进行复查或对初筛阳性结果进行确认试验;采样量过少也会影响阳性细胞或阳性细菌的检出率;凝血检验标本过少也会严重影响检验结果。因此,除遇到标本采集困难的情况(如小儿、重症患者、严重烧伤患者等),对采样量过少的血液标本应拒收。

2. **采血体位**　采血时患者体位的变化可影响血液中成分的变化。采血体位从卧位变为站立位或坐位时有效滤过压上升,水及小分子物质从血管内向组织间液转移,导致血容量减少约12%,使不能在血管内外自由滤过的大分子物质水平升高,如各种血细胞、各种酶、总蛋白、白蛋白、球蛋白、载脂蛋白、甘油三酯、低密度脂蛋白胆固醇等水平升高5%~15%;小分子物质如葡萄糖、激素、药物等则影响不大。

3. **采血部位**　不同部位采集的血液成分会有一定的差异。动脉血、静脉血、毛细血管血中的氧含量、二氧化碳含量差异显著;末梢血由于血液并非从血管中自然流出,在挤压过程中混有一定量的组织液,做血细胞分析时,检验结果会比静脉血减低。因此,除婴幼儿外,血常规分析推

荐使用静脉全血。

4. 压脉带的影响 在静脉采血时,如果压脉带使用时间过长,会使多种血液成分的含量发生改变。压脉带使用 40 秒会使总蛋白水平升高约 4%,谷草转氨酶水平升高约 16%;使用超过 3 分钟时因静脉淤血扩张使水分进入组织间液,导致血液相对浓缩,白蛋白、铁、钙、谷草转氨酶、谷丙转氨酶、碱性磷酸酶、总胆固醇等水平升高 5%~10%。因此在静脉采血时,应尽量缩短压脉带的压迫时间,一见到回血立即松开压脉带。

第二节 抗凝管的选择与使用

一、血细胞分析

推荐使用乙二胺四乙酸二钾(EDTA-K_2)抗凝管(紫头管),在 4 小时内可保持血细胞形态稳定、体积不变。血液放置时间过长可使中性粒细胞颗粒消失,其他血细胞形态发生退行性变化。

二、凝血因子检验

推荐使用枸橼酸钠抗凝管(蓝头管),109 mmol/L 枸橼酸钠溶液与血液比例为 1:9。比例不准确会影响检验结果。

三、红细胞沉降率检验

推荐使用枸橼酸钠抗凝管(黑头管),109 mmol/L 枸橼酸钠溶液与血液比例严格为 1:4。比例不准确会严重影响检验结果,如血量过少则红细胞沉降率加快,血量过多则红细胞沉降率变慢。

四、血气分析

推荐使用肝素抗凝管(绿头管),针管中不得有残留空气,采血后针头用橡胶泥封口,以避免接触空气,立即送检。

五、临床化学检验

推荐使用分离胶管(黄头管)、肝素抗凝管(绿头管)、普通管(红头管)。

六、急诊生化检验

推荐使用肝素抗凝管(绿头管),可快速分离血浆,对绝大多数生化指标影响较小。

七、葡萄糖检验

推荐使用氟化钠抗凝管(灰头管),氟化钠能抑制红细胞对葡萄糖的无氧酵解作用。

八、免疫检验

推荐使用普通管(红头管),因未加入抗凝剂等添加物,对检验结果影响较小,但缺点是在冬季气温较低时血清分离时间相对较长。

九、分子生物学检验

推荐使用普通管(红头管)或 EDTA-K_2 抗凝管(紫头管)。

十、临床输血检验

推荐使用 EDTA-K_2 抗凝管(紫头管)。

十一、流式细胞学淋巴细胞亚群检验

推荐使用 EDTA-K_2 抗凝管(紫头管)。

十二、血栓弹力图检验

推荐使用枸橼酸钠抗凝管(蓝头管),109 mmol/L 枸橼酸钠溶液与血液比例为 1∶9。比例不准确会影响检验结果。

常用真空采血管的种类及用途见表1-6。

表1-6 常用真空采血管的种类及用途

采血管	用 途	标本	操作步骤	添 加 剂	添加剂作用机制
红色	临床化学、免疫、核酸检验等	血清	采血后无须混匀	无	对检验结果干扰最小

续表

采血管	用　　途	标本	操作步骤	添　加　剂	添加剂作用机制
橘红色	临床化学检验	血清	采血后立即颠倒混匀	促凝剂	促进血液凝固
绿色	临床化学、免疫检验等	血浆	采血后立即颠倒混匀	肝素钠/锂	抑制凝血酶
紫色	血液学及输血检验等	全血	采血后立即颠倒混匀	EDTA-K$_2$	螯合钙离子
浅蓝色	血栓与止血、血栓弹力图检验等	全血	采血后立即颠倒混匀	枸橼酸钠：血液＝1∶9	螯合钙离子
黑色	红细胞沉降率检验	全血	采血后立即颠倒混匀	枸橼酸钠：血液＝1∶4	螯合钙离子
金黄色	临床化学检验	血清	采血后立即颠倒混匀	惰性分离胶，促凝剂	促进血液凝固
灰色	葡萄糖检验	血清	采血后立即颠倒混匀	氟化钠	抑制糖分解

第三节　血液标本的采集、运送及保存

一、注意事项

1.采血时间

(1)空腹血液标本:除急诊和特殊病例外,一般血液检验项目均要求空腹采血,尤其是血液生化分析和激素水平检验,宜早晨空腹或禁食12小时后采血。清晨空腹血液标本受饮食、运动及其他生理活动的影响较小,具有较好的代表性和重复性。

(2)急诊或随机采集的标本:对于急诊患者或时间因素影响较小的检验项目(如血细胞分析,免疫检验中的感染性标志物、病毒定量检验等),可随时采集血液标本。

(3)特定时间采集的标本:细菌培养的血液标本必须在患者出现寒战、高热及使用抗生素前采集;口服葡萄糖耐量试验、胰岛素释放试验必须定时多次采集血液标本;早孕人绒毛膜促性腺激素(HCG)水平检验必须在停经后 35 天采集血液标本;肌钙蛋白检验在心肌梗死发生后 4～6 小时采集血液标本最好。

2. 防止溶血　有些成分在红细胞内的浓度比血清中高数倍甚至几十倍,溶血可影响许多成分的检验结果,故标本采集时应防止溶血。采血过程应顺利,压脉带压迫时间不宜超过 1 分钟,否则易引起血管内溶血。

3. 采集具有代表性的样本　常规生化检验清晨空腹采血,血常规分析采集静脉全血,血培养在细菌浓度高峰时采血,粪便检查应选取脓血部分等都是为了采集有代表性的血液标本。

4. 禁止过失性采样　患者在进行静脉输液、输血、注射脂肪乳剂时不能采集血液标本做任何检验(急诊输血时例外),不能在输液的同一侧静脉中采集血液标本。

5. 标本采集后应尽快送检　血液离体后,血细胞仍然具有生物活性,细胞代谢需要消耗葡萄糖,脂类各组分会发生各种变化,酶类及凝血因子活性逐渐降低,从而影响检验结果。为避免标本血细胞代谢及所含物质发生化学变化影响检验结果,标本采集后应尽快送检。需要外送第三方检验时,应将标本密封冷藏包装,必要时应分离血清,运输时应避免剧烈振荡。

6. 标本的唯一性原则　采集的所有标本都应具有唯一性标识,标识中应包含受检者的基本信息(姓名、性别、年龄、科室、床号、住院号/门诊号、检验项目等)。为了减少差错,建议淘汰手写标识,推荐使用标本电子条码系统。

二、检验项目的申请

1. 血液标本采集目的　适用于临床化学检验、临床免疫检验、止血与血栓检验、分子生物学检验、血细胞常规分析、血型及交叉配血、细菌培养等检验项目。

2. 检验项目申请原则　临床医生应根据患者的病情需要申请对疾病最具直接性、经济性、特异性和灵敏度的检验项目或项目组合。

3. 检验申请单　检验申请单(或电子申请单)应包括受检者的基本

信息(姓名、性别、年龄、住院号/门诊号、科室、床号等)、疾病信息、检验项目、申请者、开单日期等。

4. 操作步骤

(1)采血前应根据检验申请单(或电子条码)向受检者仔细核对姓名和检验项目,明确标本要求,解释操作目的,取得受检者配合。

(2)具体操作:推荐使用真空采血技术。首先选择好采血静脉血管,在受检者采血部位上端绑压脉带,消毒,拔出采血针护套,用左手固定受检者前臂,右手持采血针沿静脉走向,快速刺入静脉血管,见回血后将刺塞针端直接刺穿真空采血管胶塞,血液自动流入管内。如需多管采血,刺塞针端拔出刺入另一真空采血管即可。采血完毕,松开压脉带,用棉签压住进针处,拔出针头,嘱受检者按压针眼 2~3 分钟。

(3)采血管混匀:抗凝血需要立即轻微颠倒混匀采血管 6~7 次,防止血液凝固影响检验结果。含有分离胶和促凝剂的采血管须颠倒混匀 5~8 次。

(4)多管采血的分配顺序:血培养瓶→红头管(无抗凝剂)→蓝头管(枸橼酸钠)→金黄头管(分离胶)→绿头管(肝素)→紫头管(EDTA-K_2)→灰头管(氟化钠)。

(5)凡急诊检验标本和各种细菌培养标本采集后,必须立即送检。采血后 1 小时内必须送检的常规项目:血糖、电解质、血细胞学、凝血、体液细胞学检验等。所有标本要求在 2 小时内送检,超过 2 小时,检验科应拒收超时标本。

三、血液标本的运送、保存及检验后标本的处理

1. 血液标本的运送 血液标本采集后,应尽快送到检验科。标本运送的原则是运送过程中保持适度低温,运送时间越短,标本的质量越好。

2. 标本运送应专人专业专责 每一份检验标本是无法重新获得的、不可替代的珍贵材料。标本运送的要求、标本的生物危害性、标本运送时间的要求等具有很强的责任性及专业性,要求标本运送人员做到专人、专业、专责。

3. 标本运送的交接及记录 标本送达检验科后运送人和接收人双方,应在检验标本接收簿上做好详细登记和签字,并注明接收时间。防

止标本在运送、交接过程中遗失,明确各自的责任。

4.待检验血液标本的保存　对不能在当天检验的血液标本,在确保标本特性稳定的情况下,按检验目的进行冷藏或冷冻保存,必要时须预处理(分离血清)。标本应加盖以防止水分蒸发,保存温度一般为 4 ℃左右,保存时间因标本种类及检验目的而定。

5.已检验血液标本的存放及处理　检验后的血液标本应在冰箱内 2～6 ℃保存 7 天以上,以便复查或追加补查检验项目。血液标本保存 7 天以后,按医疗废弃物进行高温灭菌处理,然后交由专业机构根据《医疗卫生机构医疗废物管理办法》和《医疗废物管理条例》用专用转运箱收集,进行无害化处理。

四、不合格血液标本的类型及处理

1.不合格血液标本的类型

(1)经查对患者姓名、年龄、性别、住院号及床号等信息,与标本标识不相符合的血液标本。

(2)唯一性标识错误、标识不清楚及标识脱落丢失的血液标本。

(3)严重溶血、脂血、出现凝块的血液标本。

(4)采血量不足或血量与液体抗凝剂比例不匹配(采血量过多或过少)的血液标本。

(5)被污染、标本容器出现破损的血液标本。

(6)输血、输液过程中采集的血液标本,从输液针或留置针中采集的血液标本。

(7)用错采血管、多种抗凝剂混合的血液标本。

(8)采集后放置时间过长或保存不当的血液标本。

(9)做细菌培养被污染的血液标本。

(10)未按需要进行特殊处理(如厌氧标本未满足厌氧要求、未按要求添加防腐剂等)的血液标本。

2.不合格血液标本的处理

(1)不合格血液标本的危害性:一份不合格的血液标本必然产生错误的结果,既误导临床医生对疾病的诊断,也浪费患者的检验费用。用错误的标本做检验不如不做。因此,检验科应该拒收不合格的血液标本,建议重新采集。

（2）不合格血液标本的处理措施：遇到不合格血液标本时,应立即与送检科室联系,要求重新采集标本。对于标本重新采集困难或特殊患者的不合格样本必须进行检验时,应注明"样本不合格,检验结果仅供参考"等字样,并告知临床医生。加强对标本采集、送检及相关人员的培训,强化标本采集、运送的责任意识。

第四节　尿液标本的采集方法

一、尿液标本的一般要求

医护人员和检验人员应告知受检者留取尿液标本的注意事项,指导受检者正确采集尿液标本。

二、尿液标本的标识

检验申请单或电子申请单应包括患者的基本信息（姓名、性别、年龄、住院号/门诊号、科室、床号等）、疾病信息、检验项目、申请者、开单日期。标本容器应含有患者的唯一性标识,要求使用电子条码。标本容器使用前不能开启。

三、尿液标本的采集方法

1.晨尿　因各种病理成分含量较多,常用于尿常规分析、尿人绒毛膜促性腺激素（HCG）水平检查、细菌涂片和培养、细胞学检查。留取尿液时,应取中段尿,女性还应清洁外阴,以防尿道口分泌物及白带污染。

2.随机尿　标本新鲜,各种有形成分干扰较小,常用于门、急诊患者尿常规分析及红细胞形态学检查。

3.计时尿　用于测定特定病理成分在一定时间内的排泄量,留取规定时间内所排的全部尿液,必要时添加防腐剂,防止细菌增殖。

4.尿培养标本　先用肥皂水清洁外阴,再用消毒剂消毒尿道口,排出初段尿,留取中段尿 5～10 mL,立即密封,尽快送检。

四、尿液标本采集的影响因素

尿液标本易受饮食结构、饮水量、药物、运动、尿量及采集时间等因素的影响,病理成分含量变化很大,尿液标本的质量将直接影响尿液检验结果的准确性。对采集过程中所涉及的各种影响因素应予以充分考虑,并做好解释。

1.性别　女性尿液中白细胞数量高于男性,月经期尿液中会有红细胞混入。

2.饮食和饮酒　高蛋白、高核酸饮食可增加尿素及尿酸的排泄量,多食含糖水果或多饮高含糖饮料会引起餐后尿糖升高,长期饮用啤酒者尿酸升高,饥饿会引起尿酮体升高。

3.运动　剧烈运动可引起一过性运动性蛋白尿,尿液中会出现红细胞。

4.药物　磺胺类药物、青霉素类药物、造影剂等会影响尿蛋白检验,维生素 C 会影响尿糖、胆红素、尿隐血的检验。

5.性生活　性交后男女双方尿液中会检出精子,可能引起尿蛋白检验假阳性。

五、检验后尿液标本的处理

1.尿液标本　应按生物危害物处理,根据《医疗废物管理条例》的要求做无害化处理。

2.一次性尿杯及测试管　使用后置入医疗废弃物袋中,由专业机构集中收集后统一处理。

3.玻片及玻璃试管等器材　使用后浸入 0.5% 过氧乙酸消毒液中浸泡 12 小时后,由专业机构集中收集后统一处理。

第五节　粪便标本的采集方法

一、粪便标本采集的原则

标本应尽可能含有异常成分(脓血、黏液等)或能找到有临床诊断意义的病原体。标本采集后应加盖密闭,立即送检,目前常用一次性标准容器采集粪便标本。

二、粪便常规检查

采集新鲜含脓血、黏液等成分的粪便标本,多部位多点采集,标本采集后立即送检。

三、粪便寄生虫检查

检查阿米巴滋养体应采集脓血和稀软部分,立即保温送检;检查蛲虫卵于夜晚 12 时左右或早晨排便前,用湿棉签或透明薄膜拭子在肛门皱襞处采集送检。

四、粪便隐血试验

检查前 3 天禁肉食、动物血制品、含铁蔬菜(菠菜)及含过氧化物酶类食物(如西红柿、花菜、柑橘、香蕉、苹果等),禁服含铁制剂及维生素 C 等影响检验结果的药物。

五、检验后粪便标本的处理

1. 粪便标本及容器 应按生物危害物处理,使用后置入医疗废弃物袋中,由专业机构集中收集后统一处理。

2. 玻片等器材 使用后浸入 0.5% 过氧乙酸消毒液中浸泡 12 小时后,由专业机构集中收集后统一处理。

第六节 其他体液标本的采集方法

一、阴道分泌物标本的采集

一般用棉拭子自阴道深部或后穹隆、宫颈管等部位采集分泌物,浸入含生理盐水的专用采集管中,立即送检,检查滴虫时应注意 37 ℃ 保温。

二、精液标本的采集

检查前应禁欲 2~5 天,用手淫法将一次射出的全部精液排入洁净的有盖容器内,禁止用避孕套作为容器,以免影响精子活力。标本保存温度为 20~35 ℃,在 1 小时内送检。

三、脑脊液标本的采集

由临床医生行腰椎穿刺术采集,分别收集于 3 支无菌试管中,每管

1～2 mL。第 1 管做细菌学检验;第 2 管做临床化学和免疫检验;第 3 管做常规检验及细胞学检验。采集试管为无菌密闭容器,及时送检。不能及时送检的标本,应保存在 2～4 ℃冰箱中。

四、浆膜腔积液标本的采集

由临床医生行穿刺术采集,应采集中段液体注入 5 支无菌试管内,每管留取 2～4 mL。其中 2 支 EDTA-K$_2$ 抗凝管,分别用于常规检验及细胞学检验;1 支肝素抗凝管,用于生化检验;1 支普通不抗凝管,用于观察凝固现象。应使用密闭容器,采集后立即送检。

五、前列腺液标本的采集

检查前 3 天禁欲,由临床医生行前列腺按摩术后采集。若采集量少,可直接涂于洁净载玻片上立即送检,以防干燥。量多时先弃去第一滴,将其余前列腺液收集于洁净试管中。用于细菌培养时,应无菌采集并立即送检。

以上标本检验完毕后均应视为感染性医疗废弃物,应按生物危害物处理,使用后置入医疗废弃物袋中,由专业机构集中收集后统一处理。

第七节 检验标本的存放及处理

一、检验标本的保存要求

各专业科室按作业指导书中的规定,按检验前标本和已检验标本的保存条件和保存时间分别进行标本的保存。在保存期内,其保存的环境条件应得到保障,以保证标本性能稳定、不变质。"待检验"与"已检验"标本在冰箱内应分区存放,标识清楚。标本保存条件宜达到检验规定的要求,对保存标本的冰箱要有温度记录,并在冰箱内标明"待检验标本区"及"已检验标本区"字样。标本若不能立即检验,应预先做必要处理后保存。对当天未能及时检验标本或部分特检标本,应按科室有关规定进行保存和检验,标本保存的条件须进行有效监控。当环境条件失控时,应报告检验科质量主管及时处理。

二、检验后标本的保存

标本的保存时间主要视检验需要和分析物稳定性而定,一般临床生化、临床免疫及分子诊断检验项目标本保存条件为 2～8 ℃冰箱保存 7天;脑脊液、胸腹水等室温保存 24 小时;尿液、粪便标本不保存;血细胞分析标本、凝血标本在 2～8 ℃冰箱保存 7 天。标本应按时间分别保存,并有明显的标识,到保存期后按规定要求处理。

三、检验后标本的复检与核查

检验科仅对在保存期内的标本进行复检或核对,不负责对超出保存期或无保存价值的标本进行复检或核对。对性能不稳定、部分检验参数在保存过程中有效期较短以及无法保存的标本,应在作业指导书中予以说明。

四、检验后标本的处理

检验后废弃的各种标本处理,应严格按照《实验室生物安全通用要求》(GB 19489—2008)、《临床实验室废物处理原则》(WS/T 249—2005)、《医疗废物管理条例》等文件要求,交由专业机构由专人及专用转运箱收集,进行无害化处理。

第二章 常用临床检验项目的临床意义

检验项目申请的原则如下。

1. 有效性 检验项目的临床应用价值，即该项检验项目对某种疾病诊断的灵敏度及特异性。

2. 时效性 在保证检验质量的前提下，尽量缩短检验结果回报时间，提高时效性，使疾病早诊断、早治疗，节约患者经济成本。

3. 准确性 检验方法的准确性与精密度好，检验结果可以溯源，一般为决定性方法或参考性方法。

4. 经济性 在确保检验项目对疾病诊断具有较强的特异性、较好的灵敏度、较高的准确性的前提下，应尽量选择费用低廉的检验项目，以减轻患者经济负担。

第一节 基础检验系列

一、血常规检验

血常规检验项目及临床意义见表 2-1。

表 2-1 血常规检验项目及临床意义

检验项目	标本要求	主要临床意义	正常参考范围	报告时间※
血红蛋白（Hb）检验	① EDTA-K_2 抗凝全血 2 mL（紫头管）。	主要用于各种贫血和红细胞增多症的诊断和鉴别诊断。一般情况下血红蛋白水平增高或降低的临床意义与红细胞相同，但某些贫血（如大细胞性贫血或小细胞低色素性贫血）时，血红蛋白水平降低的临床意义与红细胞计数减少不一致。血红蛋白水平降低能更好地反映贫血程度。	成年男性：130～175 g/L 成年女性：115～150 g/L 新生儿：180～190 g/L	2 小时

检验项目	标本要求	主要临床意义	正常参考范围	报告时间*
血红蛋白（Hb）检验	②手指末梢血。③新生儿采集足跟血	①生理性降低：见于生长发育期的婴幼儿、妊娠中晚期的孕妇、造血功能减退的老年人等。②病理性降低：见于各种贫血。a.骨髓造血功能障碍：急慢性再生障碍性贫血、各种急慢性白血病、骨髓增生异常综合征、骨髓瘤、骨髓纤维化等。b.造血原料不足或吸收利用障碍：缺铁性贫血、巨幼细胞贫血、铁粒幼细胞贫血等。c.红细胞破坏过多：红细胞的细胞结构异常、血红蛋白异常、酶异常、细胞膜异常导致红细胞寿命缩短、溶血性贫血等。d.各种原因引起的急慢性失血：大型手术、严重创伤、产后大出血、慢性消化道出血、钩虫病等。e.其他疾病：慢性肝病、慢性肾病、慢性消耗性疾病、营养不良等。③生理性增高：见于高海拔地区的居民、新生儿、从事剧烈运动或强体力劳动的健康人等。④病理性增高：见于原发性真性红细胞增多症、继发性红细胞增多症等	儿童：120～140 g/L 老年男性（>70岁）：94～122 g/L 老年女性（>70岁）：87～112 g/L	2小时
红细胞（RBC）计数	EDTA-K_2抗凝全血	一般情况下血红蛋白水平增高或降低的临床意义与红细胞基本一致，但大细胞性贫血或小细胞低色素性贫血时血红蛋白水平变化与红细胞计数不一致。大细胞	男性：（4.3～5.8）×10^{12}/L	

检验项目	标本要求	主要临床意义	正常参考范围	报告时间※
红细胞（RBC）计数	EDTA-K$_2$抗凝全血	性贫血时血红蛋白水平相对偏高而红细胞计数降低；小细胞低色素性贫血时血红蛋白水平降低而红细胞计数正常。 ①生理性增高：见于高海拔地区的居民、新生儿、从事剧烈运动或强体力劳动的健康人等。 ②病理性增高：见于真性红细胞增多症、严重烧伤及脱水、肺源性心脏病、先天性心脏病、高山病、一氧化碳中毒等。 ③生理性降低：见于生长发育期的婴幼儿、妊娠中晚期的孕妇、造血功能减退的老年人等。 ④病理性降低：见于各种贫血、消化性溃疡、白血病、肿瘤放化疗后、产后或手术大出血、急性失血、某些寄生虫病（如钩虫病）等	女性：（3.8～5.1）×10^{12}/L 新生儿：（6.0～7.0）×10^{12}/L	2小时
白细胞（WBC）计数		①生理性增高：见于新生儿、进餐后、剧烈运动后、饮酒后、情绪激动、妊娠及分娩等。 ②病理性增高： a.细菌感染，特别是革兰氏阳性菌引起的化脓性感染。 b.某些病毒感染，如传染性单核细胞增多症、麻疹、腮腺炎等。 c.白血病。 d.组织损伤：严重外伤、严重烧伤、大型手术、急性心肌梗死等。	成人：（3.5～9.5）×10^9/L 儿童：（5.0～11.0）×10^9/L 新生儿：（15.0～20.0）×10^9/L	

续表

检验项目	标本要求	主要临床意义	正常参考范围	报告时间※
白细胞（WBC）计数		e.急性出血、溶血、尿毒症、重金属中毒等。 ③病理性降低:见于病毒性感染、伤寒或副伤寒、疟疾、黑热病、再生障碍性贫血、粒细胞减少症、长期接触放射线、严重感染、肝硬化、脾功能亢进、某些药物中毒、放疗及化疗后等	成人:（3.5～9.5）×10⁹/L 儿童:（5.0～11.0）×10⁹/L 新生儿:（15.0～20.0）×10⁹/L	
中性粒细胞百分比（NEUT%）	EDTA-K₂抗凝全血	增高:见于急性细菌感染或化脓性感染、严重组织损伤、急性溶血、急性大出血、急性中毒、急性心肌梗死、血管栓塞、各种急慢性粒细胞白血病等。 降低:见于某些传染病如伤寒及副伤寒、部分血液病、自身免疫性疾病、放射性损伤、脾功能亢进、化疗或放疗后、过敏性休克等	51%～75% 7岁以下少儿中性粒细胞百分比低于淋巴细胞百分比	2小时
中性粒细胞绝对值（NEUT#）			（2.0～7.5）×10⁹/L	
嗜酸性粒细胞百分比（EOS%）		增高:见于以下情形。 ①寄生虫病如血吸虫病、钩虫病、蛔虫病等。 ②过敏性疾病如药物过敏、荨麻疹、食物过敏、支气管哮喘等。 ③某些皮肤病如湿疹、天疱疮等。	0.5%～5%	
嗜酸性粒细胞绝对值（EOS#）		④血液病如嗜酸性粒细胞白血病、淋巴瘤、多发性骨髓瘤等。 ⑤肾上腺皮质功能减退 降低:见于伤寒、副伤寒、使用肾上腺皮质激素类药物等	（0～0.5）×10⁹/L	

检验项目	标本要求	主要临床意义	正常参考范围	报告时间*
嗜碱性粒细胞百分比（BASO%）	EDTA-K₂抗凝全血	增高：见于慢性粒细胞白血病、骨髓纤维化、嗜碱性粒细胞白血病、骨髓增殖性疾病、溃疡性结肠炎、高敏状态等	0～1%	2小时
嗜碱性粒细胞绝对值（BASO♯）			(0～0.1)×10⁹/L	
单核细胞百分比（MON%）		增高：见于以下情形。①某些细菌感染如结核病、伤寒、亚急性心内膜炎等。②某些病毒感染如传染性单核细胞增多症等。③某些寄生虫病如疟疾、黑热病等。④血液病如单核细胞白血病、淋巴网状细胞肉瘤等。⑤急性传染病的恢复期	3%～8%	
单核细胞绝对值（MON♯）			(0.1～0.8)×10⁹/L	
淋巴细胞百分比（LYM%）		增高：见于百日咳、传染性单核细胞增多症、慢性淋巴细胞白血病、淋巴肉瘤、麻疹、腮腺炎、结核病、病毒性肝炎、脾切除、甲状腺功能亢进等。降低：见于传染病急性期、细胞免疫缺陷、放射病、先天性或获得性免疫缺陷综合征、应用肾上腺皮质激素类药物等	20%～40%7岁以下少儿淋巴细胞百分比高于中性粒细胞百分比	
淋巴细胞绝对值（LYM♯）			(0.8～4.0)×10⁹/L	

续表

检验项目	标本要求	主要临床意义	正常参考范围	报告时间*
血细胞比容（HCT）	EDTA-K$_2$抗凝全血	增高：见于严重脱水、严重烧伤、真性红细胞增多症、继发性红细胞增多症、血液浓缩等。降低：见于各种贫血、白血病、血液稀释等	男性：0.4～0.5 女性：0.35～0.49	2小时
平均红细胞体积（MCV）		MCV、MCH、MCHC 等参数的联合应用，适用于各种贫血的诊断和治疗。①正常细胞性贫血：MCV、MCH、MCHC 均正常。②大细胞性贫血：MCV↑、MCH↑、MCHC 正常。③单纯小细胞性贫血：MCV↓、MCH↓、MCHC 正常。④小细胞低色素性贫血：MCV↓、MCH↓、MCHC↓	82～95 fL	
平均红细胞血红蛋白含量（MCH）			27～35 pg	
平均红细胞血红蛋白浓度（MCHC）			320～360 g/L	
红细胞体积分布宽度（RDW）		RDW 是表示红细胞体积大小是否均一的指标。RDW 升高常见于缺铁性贫血、β-地中海贫血、叶酸或维生素 B$_{12}$ 缺乏导致的巨幼细胞贫血，部分镰状细胞贫血等	11.5%～15.0%	
血小板计数（PLT）		增高：见于骨髓增殖性疾病、原发性血小板增多症、慢性粒细胞白血病早期、真性红细胞增多症、急性大出血、急性溶血、急性化脓性感染、脾切除后、霍奇金淋巴瘤等。	(100～300)×10^9/L	

检验项目	标本要求	主要临床意义	正常参考范围	报告时间※
血小板计数（PLT）		降低:见于原发性血小板减少性紫癜、特发性血小板减少性紫癜、再生障碍性贫血、急性白血病、脾功能亢进、系统性红斑狼疮、弥散性血管内凝血、接受放化疗后等	$(100\sim300)\times10^9$/L	
平均血小板体积（MPV）	EDTA-K$_2$抗凝全血	增高:见于血小板破坏过多、慢性非淋巴细胞白血病、骨髓纤维化、脾切除等。降低:见于骨髓增生低下、白血病化疗后等	$6.2\sim13.0$ fL	2小时
血小板压积（PCT）		增高:见于骨髓纤维化、脾切除、慢性粒细胞白血病等。降低:见于再生障碍性贫血、放化疗后、血小板减少症等	$0.1\%\sim0.3\%$	
血小板体积分布宽度（PDW）		PDW 表示血小板大小是否均一,PDW 升高常见于急性巨核细胞白血病、白血病化疗后等	$9\%\sim17\%$	

注:※为孝感市第一人民医院的报告时间。

二、尿液常规检验

尿液常规检验项目及临床意义见表 2-2。

表 2-2　尿液常规检验项目及临床意义

检验项目	标本要求	主要临床意义	正常参考范围	报告时间
颜色		浓茶色:见于高胆红素尿。 红色:见于血尿、血红蛋白尿。 乳白色:见于乳糜尿、脓尿	黄色或淡黄色	
透明度		尿液浑浊见于尿液中含有高浓度的无机盐结晶、乳糜尿、菌尿、脓尿等	清晰透明状	
酸碱度(pH)		pH 降低(酸性尿):见于糖尿病、痛风、低血钾性碱中毒、酸中毒、服用酸性药物等。 pH 增高(碱性尿):见于碱中毒、膀胱炎、肾盂肾炎、严重呕吐、服用碱性药物等	4~8	
尿比重(SG)	10~15 mL尿液	增高:见于急性肾小球肾炎、急性肾衰竭少尿期、高热、心功能不全、脱水、糖尿病、泌尿系统梗阻等。 降低:见于急性肾小管坏死、急性肾衰竭多尿期、慢性肾衰竭、尿崩症等	1.010~1.025	2小时
尿白细胞(LEU)		肾脏疾病和泌尿生殖道疾病均可出现尿白细胞增多。见于间质性肾炎、肾盂肾炎、膀胱炎、尿道炎、膀胱肿瘤等	阴性	
尿蛋白(PRO)		生理性蛋白尿:见于高蛋白饮食、剧烈运动、精神激动、青少年快速生长期等。		

检验项目	标本要求	主要临床意义	正常参考范围	报告时间
尿蛋白（PRO）	10～15 mL尿液	病理性蛋白尿:见于急慢性肾小球肾炎、糖尿病肾小球硬化症、活动性肾盂肾炎、肾病综合征、多发性骨髓瘤、泌尿系统感染、肾挫伤、血尿等	阴性	2小时
尿葡萄糖（GLU）		阳性:见于以下情形。 ①糖尿病。 ②内分泌性疾病:甲状腺功能亢进症、嗜铬细胞瘤、库欣综合征、肢端肥大症等。 ③应激状态:颅脑损伤、脑血管意外、情绪激动等。 ④注射大量葡萄糖、一次性大量摄入含糖食物饮料或高糖瓜果等。 ⑤妊娠高血压综合征。 ⑥肾性糖尿病:慢性肾小球肾炎、肾病综合征、间质性肾炎、家族型糖尿病及新生儿糖尿病等		
尿酮体（KET）		阳性见于糖尿病、妊娠剧吐、长期饥饿、营养不良、剧烈运动、婴儿或儿童急性发热并伴有呕吐或腹泻中毒、甲状腺功能亢进等		
尿隐血（BLD）		阳性:见于以下情形。 ①肾性疾病:急慢性肾小球肾炎、肾盂肾炎、肾挫伤、肾结石、肾结核、肾肿瘤、肾盂积水等。 ②尿道疾病:输尿管及尿道炎、膀胱炎、尿路结石、膀胱结石、膀胱肿瘤等。		

续表

检验项目	标本要求	主要临床意义	正常参考范围	报告时间
尿隐血（BLD）		③肾外疾病:各种原因所致的溶血、急性胰腺炎、输卵管炎、结肠及盆腔肿瘤、亚急性细菌性心内膜炎、白血病等		
尿胆红素（BIL）		阳性见于肝实质性损害或阻塞性黄疸,如各型急慢性肝炎、胆结石等。溶血性黄疸时尿胆红素呈阴性	阴性	
尿胆原（UBG）		阳性见于溶血性黄疸、肝细胞性黄疸。与尿胆红素联合检验,用于各种黄疸的鉴别诊断		
尿亚硝酸盐（NIT）	10～15 mL尿液	阳性应考虑细菌性尿路感染。阴性不能排除菌尿的可能,应该与白细胞酯酶、尿沉渣结果综合分析		2小时
尿维生素C(Vit-C)		维生素 C 与外源性摄入量有较大关系。对尿隐血、胆红素、葡萄糖、亚硝酸盐的检验结果产生严重干扰。检验维生素 C 主要用于判断相关检验项目结果是否准确、是否与维生素 C 浓度有关	浓度不定	
尿沉渣镜检(OS)		确认尿液中的有形成分,如红细胞、白细胞、上皮细胞、各种病理性管型、各种结晶、滴虫、细菌、真菌、异常细胞等,对相关疾病诊断有一定的指导意义	红细胞0～3/HP白细胞0～5/HP	

检验项目	标本要求	主要临床意义	正常参考范围	报告时间
乳糜液和脂肪		诊断乳糜尿和脂肪尿。乳糜尿见于淋巴循环障碍的相关疾病;脂肪尿见于肾病综合征、肾小管病变、骨折及脂肪栓塞等		
尿微量白蛋白（MALB）		①糖尿病肾病的早期诊断与检验指标,微量白蛋白是糖尿病患者发生肾小球微血管病变早期的指标之一。 ②高血压性肾病发生肾脏损伤的指标	阴性	
本周蛋白（B-JP）	10～15 mL尿液	阳性见于多发性骨髓瘤,还可见于恶性淋巴瘤、慢性淋巴细胞白血病、转移癌、巨球蛋白血症、慢性肾炎等		2小时
尿液细胞学		①尿红细胞可以帮助鉴定血尿来源,增多见于泌尿系统结石、急慢性肾炎、肾结核、肾挫伤、膀胱癌等。 ②尿白细胞增多见于急性肾小球肾炎、阴道炎、肾脓肿、前列腺炎、肾移植术后、新月形肾小球肾炎、使用抗癌药物等。 ③尿上皮细胞主要来自肾小管、肾盂肾盏、输尿管、膀胱及尿道,包括鳞状上皮细胞、柱状上皮细胞、移行上皮细胞、肾小管上皮细胞等。肾小管上皮细胞临床意义较大,大量出现提示肾小管病变,如急性肾小球肾炎、肾小管坏死等	红细胞:0～2/HP 白细胞:0～3/HP	

检验项目	标本要求	主要临床意义	正常参考范围	报告时间
尿液管型	10～15 mL尿液	①透明管型:健康人偶见,如果持续大量出现,表示肾脏实质病变,见于急慢性肾小球肾炎、肾病综合征、急性肾盂肾炎、肾淤血、充血性心力衰竭等。 ②颗粒管型:提示肾脏已经发生实质病变,见于急慢性肾小球肾炎、肾病综合征、肾小管硬化症、肾盂肾炎等。 ③红细胞管型:提示肾小球病变和肾单位出血,见于急性肾小球肾炎、慢性肾小球肾炎急性发作、肾出血、狼疮性肾炎、肾梗死、肾血栓形成等。 ④白细胞管型:提示肾脏化脓性感染或免疫性反应,常见于急性肾盂肾炎、间质性肾炎、狼疮性肾炎、肾病综合征及肾小球肾炎等。 ⑤上皮细胞管型:见于肾小管病变,如急性肾小管坏死、间质性肾炎、肾病综合征、慢性肾炎晚期等。 ⑥蜡样管型:见于慢性肾小球肾炎晚期、尿毒症、肾病综合征、糖尿病肾病、肾小管炎症和变性等。蜡样管型提示肾小管严重病变,预后较差。 ⑦脂肪管型:见于亚急性肾小球肾炎、慢性肾小球肾炎、中毒性肾炎、肾病综合征等。 ⑧其他病理管型:血红蛋白管型、血小板管型、肌红蛋白管型、胆红素管型、细菌管型、真菌管型等	透明管型偶见,病理管型未见	2小时

检验项目	标本要求	主要临床意义	正常参考范围	报告时间
尿结晶	10～15 mL 尿液	生理性结晶常见,主要有草酸钙结晶、尿酸结晶、非结晶性尿酸盐、马尿酸结晶、磷酸盐结晶。 病理性结晶是由各种疾病因素引起的,主要有胆红素结晶、胱氨酸结晶、亮氨酸结晶、酪氨酸结晶、胆固醇结晶、药物结晶、含铁血黄素颗粒	生理性结晶可见,病理性结晶阴性	2小时
其他有形成分		①细菌:大肠埃希菌、葡萄球菌、链球菌、变形杆菌等。 ②真菌:念珠菌、酵母菌等。 ③寄生虫:阴道毛滴虫多见。 ④精子:见于性交及男性遗精后的尿液中	正常尿液中细菌、真菌、寄生虫为阴性	
尿人绒毛膜促性腺激素(HCG)	晨尿 10～15 mL	①诊断早期妊娠:妊娠 35～40 天,尿 HCG 即能显示阳性结果。 ②异位妊娠诊断:异位妊娠时尿 HCG 浓度增高不如正常妊娠,增高较慢,有时甚至为阴性。 ③流产的诊断与监测:尿 HCG 维持高浓度则流产可能性小;尿 HCG 浓度低,且逐渐下降,则流产或死胎可能性较大。 ④妊娠滋养细胞疾病的诊断与监测:葡萄胎、绒毛膜癌等疾病时尿 HCG 浓度远高于正常妊娠时。 ⑤肿瘤标志物:男性尿 HCG 浓度增高见于精原细胞瘤、睾丸畸胎瘤等。肺癌、胃癌、肝癌、卵巢癌、子宫癌等尿 HCG 浓度也会明显升高	阴性	1小时

三、粪便常规检验

粪便常规检验项目及临床意义见表2-3。

表 2-3　粪便常规检验项目及临床意义

检验项目	标本要求	主要临床意义	正常参考范围	报告时间
粪便常规	挑取黄豆大小新鲜粪便5 g	根据粪便颜色、性状及显微镜检查,协助诊断消化系统疾病。 ①白色或灰白色便常见于胆道阻塞或服用某些药物。 ②新鲜血便见于直肠癌、肛裂、痔疮等。 ③果酱色便见于阿米巴痢疾、肠套叠、食用咖啡及巧克力等。 ④柏油色便见于上消化道出血、钩虫病等	成人:棕黄色的正常软便。 婴儿:黄绿色或者金黄色糊状便	2小时
粪便隐血试验(OB)	挑取柏油样便或黑色部分粪便	可用于消化道恶性肿瘤的筛查。阳性见于消化性溃疡、胃黏膜损伤、肠结核、胃癌、结肠癌、钩虫病等	阴性	
粪便涂片镜检	脓血便应尽量挑取脓血部分	可发现白细胞、红细胞、巨噬细胞、上皮细胞、脂肪球、各种寄生虫卵、阿米巴原虫、蓝氏贾第鞭毛虫、真菌孢子、霍乱弧菌等	偶见白细胞,可见较多的正常菌群,以大肠埃希菌、厌氧杆菌、肠球菌为主。可见少量的食物残渣及结晶	

四、止血与血栓检验

止血与血栓检验项目及临床意义见表2-4。

表 2-4　止血与血栓检验项目及临床意义

检验项目	标本要求	主要临床意义	正常参考范围	报告时间
出血时间（BT）	末稍血	延长:见于血小板减少或血小板功能缺陷、血管性血友病、弥散性血管内凝血、某些血管病等。 缩短:见于严重的血栓性疾病、妊娠高血压综合征、心肌梗死等	2～7分钟	即时
凝血时间（CT）	末稍血	延长:见于以下情形。 ①严重的 FⅧ、FⅨ缺乏,如甲、乙型血友病。 ②严重的 FⅠ、FⅡ、FⅤ、FⅩ缺乏(严重肝病、维生素 K 缺乏)。 ③纤溶亢进。 ④使用抗凝剂,血液中有病理性抗凝物等。 缩短:见于高凝状态、弥散性血管内凝血(DIC)高凝期、血栓性疾病(心肌梗死、深静脉血栓形成、糖尿病、肾病综合征等)	4～12分钟（试管法）	30分钟
凝血酶原时间（PT）	蓝头管静脉血1.8 mL	用于外源性凝血系统的筛选试验。 PT 延长/INR 增高:见于以下情形。 ①FⅡ、FⅤ、FⅦ、FⅩ缺乏。	10.1～13.8秒	2小时
国际标准化比值（INR）		②严重肝病、DIC、口服抗凝剂、低(无)纤维蛋白原症、维生素 K 缺乏,血液循环中有抗凝物质存在时 PT 也会延长。	0.85～1.37	
凝血酶原时间比值		PT 缩短/INR 降低:见于先天性 FⅤ 增多症、口服避孕药物、高凝状态及血栓性疾病等。 也可用于口服抗凝剂的监测	0.85%～1.22%	

续表

检验项目	标本要求	主要临床意义	正常参考范围	报告时间
活化部分凝血活酶时间（APTT）	蓝头管静脉血 1.8 mL	用于内源性凝血系统的筛选试验。 延长 10 秒以上：见于以下情形。 ①FⅧ、FⅨ、FⅪ、FⅫ缺乏症。 ②严重 FⅤ、FⅩ、FⅠ、FⅡ缺乏症。 ③血液循环中有抗凝物质存在。 ④DIC 晚期等。 缩短：见于以下情形。 ①FⅧ、FⅤ活性增强。 ②DIC 高凝期。 ③血栓性疾病如心肌梗死、不稳定型心绞痛、脑血管病变。 ④糖尿病、血小板增多症、肺梗死、深静脉血栓、妊娠高血压综合征等	28.0～39.5 秒	2 小时
纤维蛋白原（FIB）		增高：见于感染、烧伤、动脉粥样硬化、心肌梗死、自身免疫性疾病、多发性骨髓瘤、糖尿病、妊娠高血压综合征、败血症、某些恶性肿瘤、急性肾炎、尿毒症等。 降低：见于弥散性血管内凝血（DIC）、原发性纤溶亢进、重型肝炎、肝硬化、溶栓治疗、先天性纤维蛋白原缺乏症等。 FIB 还是一种急性期蛋白，是心脑血管疾病的重要危险因子	2.0～4.8 g/L	

检验项目	标本要求	主要临床意义	正常参考范围	报告时间
凝血酶时间(TT)	蓝头管静脉血1.8 mL	延长:见于低(无)纤维蛋白原血症、遗传性或获得性异常纤维蛋白原血症、血中存在肝素或类肝素物质、DIC等。	11.0~17.8秒	2小时
凝血酶时间比值		缩短:见于组织液混入血浆、pH呈酸性、钙离子浓度过高、DIC高凝期等	0.85~1.25	
抗凝血酶Ⅲ(AT-Ⅲ)		AT-Ⅲ缺乏或降低:见于以下情形。 ①先天性 AT-Ⅲ缺乏。 ②获得性 AT-Ⅲ缺乏:严重肝脏疾病、DIC、外科手术后、血栓前状态和血栓性疾病等(如肾小球疾病、恶性肿瘤、心脑血管病)。 AT-Ⅲ增高:见于血友病、口服抗凝剂和应用黄体酮等药物、再生障碍性贫血、心瓣膜病、尿毒症、肾移植等	260~320mg/L	
蛋白质 C(PC)		降低:见于以下情形。 ①先天性 PC 缺陷:临床上主要表现为反复不明原因的血栓形成。 ②获得性 PC 缺陷:DIC、肝功能不全、肾功能不全、口服双香豆素等抗凝药物等	3.0~5.2μg/mL	
蛋白质 S(PS)		PS 缺陷易出现血液高凝状态,导致发生血栓的风险增加,尤其是青年人。	0.88~1.07	

续表

检验项目	标本要求	主要临床意义	正常参考范围	报告时间
蛋白质 S（PS）		①获得性 PS 缺陷:见于肝脏疾病(如急性肝炎、慢性活动性肝炎、肝硬化等)、维生素 K 缺乏症。急性呼吸窘迫综合征时 PS 可明显降低,口服抗凝药、避孕药时 PS 降低。②遗传性 PS 缺陷:患者常伴发严重的深静脉血栓形成	0.88～1.07	
狼疮抗凝物（LAC）	蓝头管静脉血1.8 mL	LAC 是一组抗磷脂或磷脂与蛋白复合物的自身抗体,可以干扰磷脂依赖的止血反应和体外凝血试验。血浆 LAC 阳性可见于多种临床疾病:自身免疫性疾病(如系统性红斑狼疮)、病毒感染、骨髓增殖性肿瘤、复发性流产等。LAC 阳性时可发生血栓形成,也是引起不明原因血栓形成的重要危险因子	正常人 SR＜1.2,NLR＜1.2,血浆 LAC 阴性(血浆凝固法)注:SR 为 LAC 过筛试验比值;NLR 为标准化 LAC 比值	2小时
D-二聚体（D-D）		①血栓前状态与血栓性疾病:深静脉血栓与肺栓塞时,D-二聚体显著升高。D-二聚体具有较高的阴性预测值,阴性可以排除血栓形成。②D-二聚体是 DIC 早期诊断的重要依据,与 FDP 联合检验能提高 DIC 诊断的灵敏度和特异性。	0～0.35 mg/L	

续表

检验项目	标本要求	主要临床意义	正常参考范围	报告时间
D-二聚体（D-D）	蓝头管静脉血1.8 mL	D-二聚体也可用于原发性纤溶与继发性纤溶的鉴别诊断,DIC时D-二聚体显著增高,是继发性纤溶的特异性标志物,原发性纤溶亢进时D-二聚体一般不升高。 ③溶栓治疗的监测:深静脉血栓溶栓治疗有效时,D-二聚体在2天内显著增高,可达溶栓前的2～3倍;急性脑梗死溶栓治疗有效时,D-二聚体在4～6小时升高至溶栓前的2～3倍	0～0.35mg/L	2小时
纤维蛋白原降解产物（FDP）		DIC时,FDP显著增高,其诊断的特异性与灵敏度可达95%以上。FDP增高还可见于原发性纤溶亢进、高凝状态、肺栓塞、深静脉血栓形成、妊娠高血压综合征、恶性肿瘤、急性早幼粒白血病等	0～5mg/L	

五、血液流变学检验

血液流变学检验项目及临床意义见表2-5。

表 2-5　血液流变学检验项目及临床意义

检验项目	标本要求	主要临床意义	正常参考范围	报告时间
全血黏度（低切）（10 s^{-1}）	肝素锂（绿头管）抗凝血4 mL	血液黏度增高提示机体正处于一种高黏滞血症或高黏滞综合征的病理状态:见于心脑血管疾病、原发性高血压、肺源性心脏病、糖	男性:6.59～9.58女性:5.5～8.91	3小时

续表

检验项目	标本要求	主要临床意义	正常参考范围	报告时间
全血黏度（中切）（60 s^{-1}）	肝素锂（绿头管）抗凝血 4 mL	尿病、血液病、恶性肿瘤、妊娠高血压综合征、风湿及类风湿性疾病、急慢性肾小球肾炎等。 ①高血压:原发性高血压患者全血黏度、血浆黏度、血细胞比容和纤维蛋白原升高。血液流变学也与血压及血管紧张素水平密切相关。当血压降低时,血液黏度也随之降低。	男性:4.51～5.57 女性:4.25～5.45	3小时
全血黏度（高切）（150 s^{-1}）		②动脉粥样硬化:动脉粥样硬化不仅与血管壁受损、脂质代谢紊乱、血液凝固性增强有关,血液流变学也会发生变化。血管壁狭窄粗糙、血液淤滞时血液黏度增高、	男性:3.81～4.81 女性:3.51～4.54	
毛细管血浆黏度（150 s^{-1}）		血流变缓,更有利于动脉粥样硬化的形成。 ③心肌梗死和心绞痛:心肌梗死	1.05～1.45 mPa.s	
血细胞比容（HCT）	EDTA-K$_2$抗凝全血	和心绞痛患者的红细胞聚集性升高、红细胞变形能力降低、白细胞计数升高、血浆黏度升高、血浆纤维蛋白原和球蛋白水平升高。 ④脑梗死:脑血管病变的患者全血黏度、血浆黏度与血细胞比容均升高,红细胞变形能力降低,血小板聚集性升高,血浆纤维蛋白原水平升高。	男性:40%～50% 女性:35%～45%	
红细胞沉降率（ESR）	红细胞沉降率专用管静脉血 1.6 mL	⑤肺心病:肺心病患者红细胞代偿性增多,使血细胞比容升高,导致血液黏度升高,红细胞变硬,红细胞变形能力降低。	男性:0～15 mm/h 女性:0～20 mm/h	

检验项目	标本要求	主要临床意义	正常参考范围	报告时间
全血还原黏度（低切）	肝素锂（绿头管）抗凝血 4 mL	⑥血液病:镰状细胞贫血、遗传性球形红细胞增多症、遗传性椭圆形红细胞增多症、血小板增多症等都会引起血液流变学改变,血液黏度升高,血流阻力增大,血流缓慢,更容易促进血栓的形成。	男性:10.02～19.84 女性:10.34～22.78	3小时
全血还原黏度（中切）		⑦异常球蛋白血症:多发性骨髓瘤、巨球蛋白血症等疾病时,血浆黏度和红细胞聚集性明显增高,血液黏度也升高。 ⑧高纤维蛋白原血症:急性感染、外伤、恶性肿瘤、风湿病等疾病引起高纤维蛋白原血症,使红细胞聚集性升高,血液黏度升高,易引发急性心肌梗死、脑血栓。	男性:6.05～10.51 女性:6.16～12.22	
全血还原黏度（高切）		黏度降低:见于各种原因导致的贫血、失血和低蛋白血症等,因血细胞比容降低所致	男性:4.23～8.26 女性:4.36～9.31	
红细胞沉降率方程 K 值	肝素锂（绿头管）抗凝血 4 mL	①K值增大反映红细胞的聚集性增强。红细胞表面电荷减少或丧失,导致红细胞间的静电斥力减小,使红细胞聚集性增强,红细胞变形能力降低,形成串联、堆积现象,使血流减慢。K值增大见于血栓性疾病和部分红细胞疾病:冠心病、心肌梗死、高血压、脑血栓、糖尿病、遗传性球形红细胞增多症、镰状细胞贫血等。	男性:0～93 女性:0～120	3小时
红细胞聚集指数			男性:1.38～2.57 女性:1.28～2.53	

续表

检验项目	标本要求	主要临床意义	正常参考范围	报告时间
红细胞刚性指数	肝素锂（绿头管）抗凝血4 mL	②红细胞电泳指数增高见于血栓性疾病、冠心病等	男性：3.06～7.86 女性：3.22～8.86	3小时
红细胞变形指数			男性：0.63～1.04 女性：0.68～1.21	
红细胞电泳指数			男性：3.08～5.97 女性：3.36～7.04	

六、胸腹水常规检验

胸腹水常规检验项目及临床意义见表2-6。

表2-6　胸腹水常规检验项目及临床意义

检验项目	标本要求	主要临床意义	正常参考范围	报告时间
外观	无菌采集胸腹水5～10 mL，必要时加EDTA-K_2抗凝	红色：结核病、肿瘤、穿刺损伤等。乳酪色：化脓性感染。乳糜样：胸导管、淋巴管阻塞破裂。绿色：铜绿假单胞菌感染。咖啡色：内脏损伤、恶性肿瘤、出血性疾病及穿刺损伤时渗出的积液。黑色：黑曲霉菌感染	浅黄色、清亮透明、无凝块形成	3小时

检验项目	标本要求	主要临床意义	正常参考范围	报告时间
有核细胞计数	无菌采集胸腹水5～10 mL，必要时加EDTA-K$_2$抗凝	①以淋巴细胞、间皮细胞为主:见于漏出液。 ②以中性粒细胞增多为主:见于化脓性炎症或早期结核性渗出液。 ③以淋巴细胞增多为主:提示慢性炎症如结核、梅毒、系统性红斑狼疮等。 ④以间皮细胞及组织细胞增多为主:见于淤血、恶性肿瘤等。 ⑤积液中发现癌细胞是诊断恶性肿瘤的证据	漏出液: $<100\times10^6/L$ 渗出液: $>500\times10^6/L$	3小时
细胞分类计数		①以中性粒细胞增多为主:见于化脓性炎症或早期结核性渗出液。 ②以淋巴细胞增多为主:提示慢性炎症如结核病、梅毒、系统性红斑狼疮等。 ③以间皮细胞及组织细胞增多为主:见于淤血、恶性肿瘤等。 ④胸腹水中发现癌细胞是诊断恶性肿瘤的依据	以淋巴细胞、间皮细胞为主	
李凡他试验		用于鉴定胸腹水的性质。漏出液为阴性,渗出液为阳性	阴性	

七、脑脊液常规和生化检验

脑脊液常规和生化检验项目及临床意义见表2-7。

表 2-7　脑脊液常规和生化检验项目及临床意义

检验项目	标本要求	主要临床意义	正常参考范围	报告时间
一般性状	将脑脊液分别收集于 3 支无菌试管中，每管 1～2 mL。第一管做细菌培养；第二管做化学检验；第三管做一般性状检验及显微镜检查。立即送检	红色:见于穿刺损伤出血、蛛网膜下腔出血或脑室出血。黄色:见于陈旧性出血、黄疸等。乳白色:见于各种化脓性细菌性脑膜炎。绿色:见于铜绿假单胞菌、肺炎链球菌、甲型链球菌引起的脑膜炎	无色或淡黄色。清澈透明。无凝块。比重:1.006～1.008	2 小时
蛋白定性试验(潘氏试验)		阳性见于化脓性脑膜炎、结核性脑膜炎、梅毒性脑膜炎、脊髓灰质炎、流行性脑脊髓膜炎、脑出血等	阴性或弱阳性	
葡萄糖		常用于细菌性脑膜炎与病毒性脑膜炎的鉴别诊断。化脓性脑膜炎或结核性脑膜炎时葡萄糖浓度减低。病毒性脑膜炎时葡萄糖浓度正常	儿童:2.8～4.5 mmol/L 成人:2.5～4.5 mmol/L	
氯化物		减低:见于结核性脑膜炎、细菌性脑膜炎、病毒性脑膜炎、脊髓灰质炎、脑肿瘤等。增高:见于尿毒症、心力衰竭、脱水、浆液性脑膜炎等	儿童:111～123 mmol/L 成人:120～130 mmol/L	

续表

检验项目	标本要求	主要临床意义	正常参考范围	报告时间
细胞学检验	将脑脊液分别收集于3支无菌试管中，每管1~2 mL。第一管做细菌培养；第二管做化学检验；第三管做一般性状检验及显微镜检查。立即送检	①中枢神经病变时,脑脊液中细胞数增加,其增加的程度及细胞种类与病变的性质相关。②病毒性感染、结核性或霉菌性感染时,细胞数中度增加,以淋巴细胞为主。③细菌性感染时,细胞数显著增加,以中性粒细胞为主。④脑寄生虫病时,可见较多的嗜酸性粒细胞。⑤脑室或蛛网膜下腔出血时,可见大量的红细胞	红细胞:无白细胞:成人$(0\sim8)\times10^6$/L儿童$(0\sim15)\times10^6$/L新生儿$(0\sim30)\times10^6$/L以淋巴细胞及单核细胞为主,偶见内皮细胞	2小时
细菌直接涂片		①革兰氏染色:可发现肺炎链球菌、流感嗜血杆菌、葡萄球菌、铜绿假单胞菌、链球菌、大肠埃希菌等。②抗酸染色:主要用于发现结核分枝杆菌。③墨汁负染色:主要用于发现新型隐球菌	正常脑脊液无菌	

八、精液常规检验

精液常规检验项目及临床意义见表2-8。

表2-8 精液常规检验项目及临床意义

检验项目	标本要求	主要临床意义	正常参考范围	报告时间
精液量		少于1.5 mL为不正常,见于前列腺及精囊病变、射精管阻塞等	2~5 mL	2小时

检验项目	标本要求	主要临床意义	正常参考范围	报告时间
颜色	收集精液前禁欲3～7天,精液排出体外后半小时内送检。冬季应注意保温。用清洁干燥小瓶收集全部精液(不宜采集避孕套内装精液)	①黄色脓样:精囊炎、前列腺炎。 ②红色或暗红色:血性精液,见于精囊炎、前列腺炎、结核、肿瘤等。 ③白色清亮:精液中无精子或精子数极少	灰白色或乳白色	2小时
凝固及液化		①精液凝固障碍:见于精囊炎或输精管缺陷等。 ②液化时间延长或不液化:见于前列腺炎	黏稠胶冻样,30分钟可自行液化	
精子计数		①精子计数<$20×10^9$/L 时为少精子症,易导致生育力下降。 ②常见于睾丸病变、输精管疾病、免疫性不育、逆行射精、有害金属或放射线损害、使用抗癌药物等	≥$20×10^9$/L	
活动精子		①精子成活率<70%,则生育力下降。 ②精子成活率<40%,则可导致不育。	>75%	
精子活力(Ⅱ级＋Ⅲ级)		③正常男性精子活力一般在Ⅱ级以上,如0级和Ⅰ级精子占比高于40%,可导致男性不育	>50%	
精子形态		畸形精子易导致不育或畸形胎儿产生,见于感染、外伤、高温、长期接受放射线、长期饮酒、长期接触工业废弃物、环境污染、睾丸异常和精索静脉曲张等	正常精子≥30%,头部椭圆形,中段较细,尾部均一且直。 异常精子<20%	

检验项目	标本要求	主要临床意义	正常参考范围	报告时间
pH 测定		pH>7.8:附属性腺或附睾有急性感染。 pH<7.2:慢性感染性疾病、精囊功能减退、输精管阻塞	pH 7.2～7.8	2 小时
细胞学检验		红细胞、白细胞增多见于生殖道炎症、结核病、恶性肿瘤等。发现癌细胞对诊断生殖系统恶性肿瘤有重要意义	可见各种上皮细胞、少量红细胞、少量白细胞	

九、白带常规检验和细菌性阴道病白带检验

白带常规检验项目及临床意义见表 2-9,细菌性阴道病白带检验项目及临床意义见表 2-10。

表 2-9　白带常规检验项目及临床意义

检验项目	标本要求	主要临床意义	正常参考范围	报告时间
理学检验	取阴道分泌物于有少量生理盐水的小瓶或专用白带采集管中	①脓性白带:见于化脓性或滴虫性感染及其他阴道炎症。 ②豆腐渣样白带:见于真菌性阴道炎。 ③血性白带:见于宫颈息肉、子宫黏膜下肌瘤、老年性阴道炎、慢性重度宫颈炎、阿米巴阴道炎、使用宫内节育器等。 中老年女性出现血性白带,尤其应警惕恶性生殖系统肿瘤的可能。	白色稀糊状,无气味,量多少不一	1 小时

续表

检验项目	标本要求	主要临床意义	正常参考范围	报告时间
理学检验	取阴道分泌物于有少量生理盐水的小瓶或专用白带采集管中	④黄色水样白带:见于病变组织坏死所致,如子宫黏膜下肌瘤、宫颈癌、宫体癌、输卵管癌等。 ⑤灰白色奶油样白带:见于阴道加德纳菌感染	白色稀糊状,无气味,量多少不一	1小时
阴道清洁度		Ⅲ级:见于各种炎症如阴道炎、宫颈炎等。 Ⅳ级:见于严重的阴道炎如滴虫性阴道炎、淋菌性阴道炎、细菌性阴道病等	Ⅰ～Ⅱ级	
上皮细胞		减少:见于各类炎症	满视野	
白细胞		增多:见于各类细菌性炎症	5～15/HP	
霉菌		见于霉菌性阴道炎	未见	
淋病奈瑟球菌		见于淋菌性阴道炎	未见	
滴虫		见于滴虫性阴道炎	未见	
线索细胞		见于阴道加德纳菌感染	未见	
pH		pH 大于 5 时,表示患有滴虫性阴道炎或细菌性阴道病	pH 4～4.5	

表 2-10　细菌性阴道病白带检验项目及临床意义

检验项目	标本要求	主要临床意义	正常参考范围	报告时间
过氧化氢浓度	无菌棉拭子采集生殖道分泌物,立即送检	主要用于细菌性阴道病的诊断。①过氧化氢浓度<2 μmol/L,提示乳酸杆菌数量不足或分泌乳酸减少。②唾液酸苷酶阳性,提示厌氧菌感染。③白细胞酯酶阳性,提示阴道白细胞增多,有炎性反应	正常	1小时
唾液酸苷酶			阴性	
白细胞酯酶			阴性	
pH		①细菌性阴道病 pH>4.5。②线索细胞是阴道鳞状上皮细胞黏附大量加德纳菌和其他短小杆菌所形成,线索细胞是细菌性阴道病的重要指标。③细菌性阴道病时胺试验呈阳性	弱酸性	
线索细胞			阴性	
胺试验			阴性	

十、前列腺常规检验

前列腺常规检验项目及临床意义见表 2-11。

表 2-11　前列腺常规检验项目及临床意义

检验项目	标本要求	主要临床意义	正常参考范围	报告时间
理学检验	行前列腺按摩术后采集	量少见于前列腺炎,量多见于前列腺充血及过度兴奋。红色见于精囊炎、前列腺炎、前列腺结核、前列腺结石及恶性肿瘤等。黄色且脓性黏稠提示化脓性前列腺炎或精囊炎	量数滴至2 mL,乳白色、稀薄不透明、有光泽	1小时

续表

检验项目	标本要求	主要临床意义	正常参考范围	报告时间
白细胞	行前列腺按摩术后采集	增多:见于前列腺炎,是慢性前列腺炎的特征	0~10/HP	1小时
红细胞		增多:见于急性前列腺炎、精囊炎、前列腺结石、前列腺癌等	0~5/HP	
卵磷脂小体		减少:见于前列腺炎。炎症严重时卵磷脂小体可完全消失	满视野	
精子		增多:按摩时压迫精囊	未见	

十一、其他血液学检验

其他血液学检验项目及临床意义见表2-12。

表 2-12　其他血液学检验项目及临床意义

检验项目	标本要求	主要临床意义	正常参考范围	报告时间
CD3、CD4、CD8 淋巴细胞亚群检验(流式细胞术)	EDTA-K_2抗凝全血 2 mL (紫头管)	①$CD3^+$增高:见于甲状腺功能亢进症、甲状腺炎、重症肌无力、器官移植后排斥反应、慢性活动性肝炎、恶性肿瘤、急性淋巴细胞白血病、系统性红斑狼疮等。 $CD3^+$减低:见于麻疹、腮腺炎、流感、带状疱疹、系统性红斑狼疮、使用免疫抑制剂等。 $CD3^+$是所有 T 淋巴细胞的免疫表型标志物,其数量代表着人体的细胞免疫水平。	$CD3^+$: 54.5%~74.5% $CD4^+$: 25.5%~51.5% $CD8^+$: 10%~24.4% $CD4^+/CD8^+$: 1.5~2.0	周一、周三、周五下午3点

检验项目	标本要求	主要临床意义	正常参考范围	报告时间
CD3、CD4、CD8 淋巴细胞亚群检验（流式细胞术）	EDTA-K$_2$ 抗凝全血 2 mL （紫头管）	②CD4$^+$ 增高：见于类风湿关节炎、干燥综合征等。 CD4$^+$ 减低：见于艾滋病、原发性细胞免疫缺陷、恶性肿瘤、原发性胆汁性肝硬化、慢性活动性肝炎、使用免疫抑制剂等。 ③CD8$^+$ 增高：见于自身免疫性疾病、慢性肝炎、传染性单核细胞增多症、艾滋病、麻风病等。 CD8$^+$ 减低：见于类风湿关节炎、过敏性皮炎、干燥综合征等。 ④CD4$^+$/CD8$^+$ 增高：见于器官移植后排斥反应等。 CD4$^+$/CD8$^+$ 减低：最常用于评估艾滋病患者的细胞免疫水平；也可见于传染性单核细胞增多症、巨细胞病毒感染、病毒性肝炎、再生障碍性贫血、恶性肿瘤等	CD3$^+$： 54.5%～74.5% CD4$^+$： 25.5%～51.5% CD8$^+$： 10%～24.4% CD4$^+$/CD8$^+$： 1.5～2.0	周一、周三、周五下午3点
ABO 血型鉴定 （正反定型试验）		①受血者及献血者 ABO 血型定型。 ②器官移植前供体与受体 ABO 血型定型。 ③新生儿溶血病患儿 ABO 血型定型。 ④亲子鉴定及法医用于罪犯血型鉴定	ABO 血型共有 A 型、B 型、O 型及 AB 型四种	1小时

检验项目	标本要求	主要临床意义	正常参考范围	报告时间
Rh血型鉴定（抗D）	EDTA-K$_2$抗凝全血2 mL（紫头管）	①受血者及献血者Rh血型定型。②新生儿溶血病患儿Rh血型定型	我国汉族人Rh（＋）占比为99.6%，Rh（－）极少见	1小时
血交叉配血试验		①再次验证受血者与献血者ABO血型及Rh血型是否一致。②观察受血者的血清及红细胞与献血者的血清及红细胞相互交叉配合不发生凝集及溶血现象，确保输血安全	主侧：受血者血清与献血者红细胞无凝集及溶血现象。次侧：受血者红细胞与献血者血清无凝集及溶血现象	1小时
不规则血型抗体筛查试验	EDTA-K$_2$抗凝全血2 mL（紫头管）	不规则血型抗体筛查试验是输血相容性试验，是为了避免ABO血型相同血液输注后，发生溶血性输血反应的一项重要试验。适用于：①ABO血型鉴定时发现受检者血清有不规则抗体。②输血前受血者血清不规则抗体筛查。③ABO血型相合，输血后发生溶血。④新生儿溶血病患儿血清不规则抗体筛查。⑤孕妇血清不规则抗体筛查等	阴性	3小时

检验项目	标本要求	主要临床意义	正常参考范围	报告时间
血小板抗体检验	EDTA-K$_2$抗凝全血2 mL（紫头管）	血小板血型抗原可以使机体产生免疫性抗体,当再次接触同一抗原时,该抗体就会与输入的血小板或自身血小板发生抗原抗体反应,致敏的血小板可在单核巨噬细胞系统内被清除,导致临床上出现血小板减少症。随着血小板输注次数的增多、输注量的增大,血小板抗体的阳性率会逐渐增高,导致血小板无效输注	阴性	3小时
骨髓细胞学检验	行骨髓穿刺术抽取骨髓液0.2 mL制片染色	①诊断造血系统疾病:骨髓细胞学检验可以对各种急慢性白血病、再生障碍性贫血、巨幼细胞贫血、恶性组织细胞病、戈谢病、尼曼-皮克病、多发性骨髓瘤等血液系统疾病做出诊断,还可通过复查骨髓象来评价治疗效果或判断预后。②协助诊断某些疾病:如各种恶性肿瘤的骨髓转移、淋巴瘤的骨髓浸润、骨髓增生异常综合征、缺铁性贫血、溶血性贫血、脾功能亢进、特发性血小板减少性紫癜等。	①骨髓增生活跃,粒红比例为3~4。②粒细胞系统:占有核细胞的50%~60%,其中原粒细胞占比<2%,早幼粒细胞占比<5%,中、晚幼粒细胞占比<15%,成熟粒细胞中杆状核多于分叶核,嗜酸性粒细胞占比<5%,嗜碱性粒细胞占比<1%。	2个工作日

续表

检验项目	标本要求	主要临床意义	正常参考范围	报告时间
骨髓细胞学检验	行骨髓穿刺术抽取骨髓液0.2 mL制片染色	③提高某些疾病的诊断率：利用骨髓细胞学检验可以提高疟原虫、黑热病原虫、红斑狼疮细胞的阳性检出率。④用于外周血细胞数量及成分异常：白细胞、红细胞和血小板三系中一系、二系或三系增多或减低，且原因不明；外周血中出现原始血细胞等。	③红细胞系统：幼红细胞约占有核细胞的20%，其中原红细胞占比<1%，早幼红细胞占比<5%，以中、晚幼红细胞为主，平均各占10%左右。④淋巴细胞系统：约占有核细胞的20%，小儿中偏高，可达40%，原淋巴细胞和幼淋巴细胞极罕见。⑤单核细胞：一般占比<4%，均系成熟阶段细胞。⑥巨核细胞系统：通常一张骨髓片中可见7～35个巨核细胞，无原巨核细胞，幼巨核细胞占比0～5%，颗粒型	2个工作日

检验项目	标本要求	主要临床意义	正常参考范围	报告时间
骨髓细胞学检验	行骨髓穿刺术抽取骨髓液0.2 mL制片染色	⑤用于出现不明原因的发热、肝大、脾大、淋巴结肿大、牙龈出血、贫血等症状的诊断与鉴别诊断。 ⑥用于出现不明原因的骨痛、骨质破坏、肾功能异常、黄疸、紫癜、红细胞沉降率明显加快等情形的诊断与鉴别诊断	巨核细胞占比10%～27%,产血小板巨核细胞占比44%～60%,裸核型巨核细胞占比8%～30%。 ⑦浆细胞系统:一般占比＜4%,均系成熟阶段细胞。 ⑧其他细胞:可见极少量的网状细胞、内皮细胞等骨髓成分,不易见到核分裂象。 ⑨未见异常细胞和寄生虫。 ⑩成熟红细胞大小、形态结构、染色正常	2个工作日

检验项目	标本要求	主要临床意义	正常参考范围	报告时间
外周血细胞形态学检验	EDTA-K$_2$抗凝全血 2 mL （紫头管）	①观察白细胞、红细胞、血小板的大小、形态结构及染色等方面有无异常。②血液分析异常结果的复检。③观察有无异常血细胞（原始细胞、幼稚细胞）。④观察有无寄生虫等	①白细胞分类、形态结构基本正常。②红细胞大小、形态结构、染色基本正常。③血小板数量正常、散在分布、无聚集现象。④未见异常血细胞。⑤未见寄生虫	3小时
血细胞化学染色检验	髓过氧化物酶染色（POX染色或MPO染色）	MPO染色是辅助判断急性白血病类型首选的、最重要的化学染色方法。急性白血病MPO阳性反应的强弱顺序为M3＞M2b＞M2a＞M6＞M4＞M1＞M5＞ALL。①急性淋巴细胞白血病（ALL）：原淋巴细胞及幼淋巴细胞均呈阴性反应。②急性粒细胞白血病（M0、M1、M2）：原粒细胞阳性或阴性，常为阳性，阴性反应不能排除本病。	①粒细胞系统：分化差的原粒细胞呈阴性反应，分化好的原粒细胞至中性成熟粒细胞各阶段均呈阳性反应，随着细胞的成熟，阳性反应强度增强。嗜酸性粒细胞阳性反应较强，嗜碱性粒细胞呈阴性反应。	2个工作日

检验项目	标本要求	主要临床意义	正常参考范围	报告时间
血细胞化学染色检验	髓过氧化物酶染色（POX染色或MPO染色）	③急性早幼粒白血病（M3）：早幼粒细胞呈强阳性反应，阳性颗粒多且粗大。 ④急性粒-单核细胞白血病（M4）：原单核细胞、幼单核细胞呈阴性或弱阳性反应，原粒细胞呈阴性或阳性反应。 ⑤急性单核细胞白血病（M5）：原单核细胞及幼单核细胞多数呈阴性或弱阳性反应。 ⑥急性红白血病（M6）：有核红细胞呈阴性反应，原粒细胞呈阳性或阴性反应，原单核细胞呈阴性或弱阳性反应	②单核细胞系统：大多数单核细胞呈阴性或弱阳性反应，阳性颗粒少且细小，一般呈弥散性分布。 ③其他细胞：淋巴细胞系统、红细胞系统、巨核细胞系统及浆细胞系统均呈阴性反应	2个工作日
	特异性酯酶染色（SE染色）（NAS-DCE染色）	NAS-DCE几乎只出现在粒细胞内，特异性高，故称为"粒细胞酯酶"，被视为中性粒细胞的标志酶。主要用于MPO阳性的急性粒细胞白血病与急性单核细胞白血病的鉴别诊断。	①粒细胞系统：分化差的原粒细胞呈阴性反应，分化好的原粒细胞呈阳性反应，从早幼粒细胞至成熟中性粒细胞均呈阳性或强阳性反应。	

检验项目	标本要求	主要临床意义	正常参考范围	报告时间
血细胞化学染色检验	特异性酯酶染色（SE染色）（NAS-DCE染色）	①急性粒细胞白血病（M0、M1、M2）：原粒细胞多呈阳性反应，少数为阴性。②急性早幼粒细胞白血病（M3）：早幼粒细胞呈强阳性反应。③急性单核细胞白血病（M5）：原单核细胞及幼单核细胞一般均呈阴性反应，个别细胞为弱阳性。④急性粒-单核细胞白血病（M4）：原粒细胞、早幼粒细胞呈阳性反应，原单核细胞及幼单核细胞呈阴性反应。⑤急性淋巴细胞白血病（ALL）和急性巨核细胞白血病（M7）：均呈阴性反应	②单核细胞系统：绝大多数呈阴性反应，仅个别单核细胞呈弱阳性反应。③其他细胞：淋巴细胞、有核红细胞、浆细胞、巨核细胞等均呈阴性反应	2个工作日
	非特异性酯酶染色（NSE染色）	主要用于辅助鉴别急性单核细胞白血病与急性粒细胞白血病的细胞类型。①急性单核细胞白血病（M5）：单核细胞大多数呈阳性反应且程度较强，但阳性反应能被氟化钠所抑制。②急性粒细胞白血病（M0、M1、M2）：原粒细胞呈阳性或阴性反应，阳性反应不能被氟化钠所抑制。	NSE染色对单核细胞系统特异性较强，呈中度至强度的弥散性阳性反应，并能被氟化钠抑制。①单核细胞系统：分化差的原单核细胞呈阴性反应，分化好的原单核细胞呈阳	

检验项目	标本要求	主要临床意义	正常参考范围	报告时间
血细胞化学染色检验	非特异性酯酶染色（NSE染色）	③急性早幼粒细胞白血病（M3）：早幼粒细胞呈强阳性反应，不能被氟化钠所抑制。 ④急性淋巴细胞白血病（ALL）：原淋巴细胞及幼淋巴细胞呈阴性或弱阳性反应，阳性反应不能被氟化钠所抑制。 ⑤急性粒-单核细胞白血病（M4）：原粒细胞呈阴性或弱阳性反应，阳性反应不能被氟化钠所抑制。原单核细胞及幼单核细胞呈阳性反应，能被氟化钠所抑制	性反应,幼单核细胞和成熟单核细胞呈阳性反应,阳性反应能被氟化钠所抑制。 ②粒细胞系统：可以呈阴性、弱阳性或强阳性反应,阳性反应不能被氟化钠所抑制。 ③淋巴细胞系统：少数呈弱阳性反应,阳性反应不能被氟化钠所抑制。 ④其他细胞系统：巨核细胞呈阳性反应,部分有核红细胞呈弱阳性反应,阳性反应不能被氟化钠抑制。浆细胞呈阴性反应	2个工作日

检验项目	标本要求	主要临床意义	正常参考范围	报告时间
血细胞化学染色检验	过碘酸-希夫反应/糖原染色(PAS染色)	①红细胞系统:红细胞系统恶性增生如红血病、红白血病、骨髓增生异常综合征时,有核红细胞可呈强阳性反应,甚至成熟红细胞也呈阳性反应。 某些红细胞良性疾病如缺铁性贫血、地中海贫血、再生障碍性贫血、巨幼细胞贫血、溶血性贫血等,有核红细胞呈阴性反应。个别细胞可能呈阳性反应,但反应较弱。 ②白细胞系统:急性淋巴细胞白血病时原淋巴细胞及幼淋巴细胞阳性率升高,呈粗颗粒状或小块状;慢性淋巴细胞白血病时淋巴细胞阳性率也升高,呈粗颗粒状或块状。 急性粒细胞白血病时部分原粒细胞呈阳性反应,呈弥散性的细颗粒状。 急性单核细胞白血病时原单核细胞及幼单核细胞呈阳性反应,细颗粒状,有时胞质边缘处颗粒粗大。 急性巨核细胞白血病时部分巨核细胞呈阳性反应,粗颗粒状、小块状或弥散分布。	①粒细胞系统:原粒细胞呈阴性反应,自早幼粒细胞至中性分叶核粒细胞均呈阳性反应;嗜酸性粒细胞的颗粒本身不着色,颗粒之间的胞质呈红色;嗜碱性粒细胞也呈阳性反应。 ②红细胞系统:幼红细胞和成熟红细胞均呈阴性反应。 ③单核细胞系统:原单核细胞呈阴性反应,幼单核细胞及成熟单核细胞呈阳性反应。 ④淋巴细胞系统:大多数淋巴细胞呈阴性反应,少数呈阳性反应。 ⑤巨核细胞系统:巨核细胞及血小板均呈阳性反应。	2个工作日

检验项目	标本要求	主要临床意义	正常参考范围	报告时间
血细胞化学染色检验	过碘酸-希夫反应/糖原染色（PAS染色）	③其他疾病:恶性淋巴瘤时淋巴细胞阳性率高且呈强阳性反应;传染性单核细胞增多症时,淋巴细胞阳性率轻度增高	⑥其他细胞:浆细胞一般呈阴性反应,少数呈阳性反应。巨噬细胞呈阳性反应	2个工作日
血细胞化学染色检验	铁染色（Fe染色）	①缺铁性贫血:骨髓细胞外铁明显较少甚至消失,经有效铁剂治疗后细胞外铁增多。铁染色可作为诊断缺铁性贫血及指导铁剂治疗的重要方法。②铁粒幼细胞贫血:出现较多的环铁粒幼红细胞及铁粒幼红细胞,还可见铁粒红细胞。铁染色可作为诊断铁粒幼细胞贫血的重要方法。③骨髓增生异常综合征:铁粒幼红细胞的百分比增高,含铁颗粒数目增多。④非缺铁性贫血:溶血性贫血、巨幼细胞贫血、再生障碍性贫血和白血病时,细胞外铁正常或增高,铁粒幼红细胞正常或增高。⑤其他疾病:感染、肝硬化、慢性肾炎、尿毒症等疾病时,铁粒幼红细胞可能减少,但细胞外铁明显增加	铁染色主要用于红细胞缺铁性贫血和环铁粒幼红细胞增多性贫血的诊断和鉴别诊断,是评判机体储存铁的"金标准",也是评估铁利用障碍的最佳方法。参考值:①细胞内铁:健康成人铁粒幼红细胞阳性率为$19\% \sim 44\%$,以Ⅰ型为主,少数为Ⅱ型。②细胞外铁:(＋)～(＋＋)	2个工作日

第二节　临床化学检验系列

一、电解质检验

电解质检验项目及临床意义见表 2-13。

表 2-13　电解质检验项目及临床意义

检验项目	标本要求	主要临床意义	正常参考范围	报告时间
钾离子（K^+）		增高：见于肾上腺皮质功能减退、急性或慢性肾衰竭、休克、组织挤压伤、重度溶血、口服或注射含钾液体过多等。 减低：见于严重腹泻、呕吐、肾上腺皮质功能亢进、服用利尿剂、应用胰岛素、钡盐与棉籽油中毒等	$3.5\sim5.3$ mmol/L	
钠离子（Na^+）	绿头管/红头管/黄头管静脉血 $3\sim5$ mL	增高：见于库欣综合征、原发性醛固酮增多症、严重脱水、中枢性尿崩症等。 减低：见于以下情形。 ①胃肠道丢失钠过多（幽门梗阻，呕吐，胃肠道、胆道、胰腺手术后造瘘、引流等）。 ②尿钠排出增多（严重肾盂肾炎、肾小管严重损伤、肾上腺皮质功能减退、糖尿病、应用利尿剂治疗等）。 ③皮肤失钠（大量出汗、大面积烧伤等）。 ④其他：抗利尿激素分泌过多、肾病综合征的低蛋白血症、肝硬化腹水、右心衰竭时有效血容量减少等	$137\sim147$ mmol/L	3 小时

检验项目	标本要求	主要临床意义	正常参考范围	报告时间
氯离子（Cl^-）	绿头管/红头管/黄头管静脉血 3～5 mL	增高:临床上高氯血症常见于高钠血症、脱水、高氯性代谢性酸中毒、过量输注生理盐水等。 减低:见于氯化钠的异常丢失或摄入减少(严重呕吐,腹泻,胃液、胰液或胆汁大量丢失,长期限制氯化钠的摄入)、艾迪生病、抗利尿激素分泌增多等	99～110 mmol/L	3小时
钙离子（Ca^{2+}）		增高:见于甲状旁腺功能亢进症、维生素 D 过多症、多发性骨髓瘤、结节病等。 减低:见于甲状旁腺功能减退症、慢性肾炎尿毒症、佝偻病与软骨病、吸收不良性低血钙、大量输入柠檬酸盐抗凝血后等	成人:2.2～2.7 mmol/L 儿童:2.5～3.0 mmol/L	
镁离子（Mg^{2+}）		增高:见于肾脏疾病(急性或慢性衰竭)、内分泌疾病(甲状腺功能减退症、甲状旁腺功能减退症、艾迪生病和糖尿病昏迷)、多发性骨髓瘤、严重脱水等。 减低:见于呕吐、慢性腹泻、消化吸收不良、甲状旁腺功能亢进症、原发性醛固酮增多症、糖尿病酸中毒等	0.65～1.25 mmol/L	
磷（P）		增高:见于甲状旁腺功能减退症、慢性肾炎晚期、维生素 D 过多症、多发性骨髓瘤。 减低:见于甲状旁腺功能亢进症、佝偻病、肾小管变性等	成人:0.85～1.51 mmol/L 儿童:1.45～2.1 mmol/L	

续表

检验项目	标本要求	主要临床意义	正常参考范围	报告时间
铁 (Fe)	绿头管/红头管/黄头管静脉血3～5 mL	增高:见于红细胞破坏增多、红细胞再生或成熟障碍等。 减低:见于以下情形。 ①铁摄入不足:食物中缺铁、营养不良、胃肠道疾病、慢性腹泻等,铁摄入不足可引起缺铁性贫血。 ②铁丢失过多:长期慢性失血(阴道出血、长期胃溃疡、胃肠道出血等)。 ③生理性降低:女性的月经期、妊娠期及婴儿的生长期,铁的需要增加,未及时补充。 ④其他疾病:急慢性感染、尿毒症、恶病质、恶性肿瘤等	9～30 μmol/L	3小时

二、肝胆功能检验

肝胆功能检验项目及临床意义见表2-14。

表 2-14　肝胆功能检验项目及临床意义

检验项目	标本要求	主要临床意义	正常参考范围	报告时间
谷丙转氨酶(GPT 或 ALT)	绿头管/红头管/黄头管静脉血3～5 mL	增高:见于以下情形。 ①肝胆疾病:肝炎、肝癌、肝硬化、脂肪肝、胆囊炎、胆管炎、胰腺炎等。 ②心血管疾病:心肌梗死、心肌炎、心力衰竭时的肝淤血和脑出血等。	男性: 9～50 IU/L 女性: 7～40 IU/L	3小时

检验项目	标本要求	主要临床意义	正常参考范围	报告时间
谷丙转氨酶(GPT 或 ALT)		③使用药物和毒物:异烟肼、氯丙嗪、水杨酸制剂及乙醇、铅、汞等。 ALT 是反映肝损伤的灵敏指标	男性: 9~50 IU/L 女性: 7~40 IU/L	
谷草转氨酶(GOT 或 AST)		增高:见于急性心肌梗死、急慢性肝炎及肝硬化活动期等肝胆疾病、胸膜炎、心肌炎、肾炎、肺炎、皮肌炎、外伤或手术对肌肉的损伤等	男性: 15~40 IU/L 女性: 13~35 IU/L	
碱性磷酸酶（ALP）	绿头管/红头管/黄头管静脉血3~5 mL	增高:见于以下情形。 ①肝胆疾病:肝癌、肝硬化、阻塞性黄疸、急慢性肝炎等。 ②骨骼疾病:骨骼损伤或骨病使成骨细胞内碱性磷酸酶释放入血(如纤维性骨炎、成骨不全、佝偻病、骨软化、骨转移癌、骨折修复期等)。 ③青春期长高的青少年也会出现生理性增高。 降低:见于重症慢性肾炎、乳糜泻、贫血、恶病质、儿童甲状腺功能不全或减退、维生素 C 缺乏症、营养不良、呆小病等	女性: 1~12 岁， <500 IU/L 15 岁以上， 40~150 IU/L 男性: 1~12 岁， <500 IU/L 13~15 岁， <750 IU/L 25 岁以上， 40~150 IU/L	3 小时
γ-谷氨酰转移酶（GGT）		增高:见于以下情形。 ①病毒性肝炎、肝硬化。 ②胆道阻塞性疾病如胆囊胆管结石、胆囊炎等。 ③原发性肝癌或转移性肝癌。	男性: 10~60 IU/L 女性: 7~45 IU/L	

检验项目	标本要求	主要临床意义	正常参考范围	报告时间
γ-谷氨酰转移酶（GGT）	绿头管/红头管/黄头管静脉血3～5 mL	④长期饮酒、急慢性酒精性肝炎。 ⑤脂肪肝、胰腺炎、胰腺肿瘤、前列腺肿瘤等。 ⑥口服避孕药时亦可轻度增高	男性：9～50 IU/L 女性：7～40 IU/L	3小时
总蛋白（TP）		增高:见于严重腹泻、高热、呕吐等原因所致血液浓缩,多发性骨髓瘤等。	65～85 g/L	
白蛋白（ALB）		减低:见于肝脏疾病、肾脏损害、恶性肿瘤等消耗性疾病、结核病、甲状腺功能亢进症、营养不良等	40～55 g/L	
球蛋白（GLO）		增高:见于以下情形。 ①感染性疾病如结核病、疟疾、病毒性肝炎、麻风病、血吸虫病等。 ②自身免疫性疾病如系统性红斑狼疮、硬皮病、类风湿关节炎、风湿热、肝硬化等。 ③多发性骨髓瘤、淋巴瘤等	20～40 g/L	
白球比（A/G）		临床上常用白球比衡量肝脏疾病的严重程度。白球比<1时,表示肝脏严重损害或肝硬化	1.20～2.50	
前白蛋白（PA）		前白蛋白是肝功能不全和营养不良的早期灵敏指标,以下情况其血清浓度下降。 ①肝脏疾病:肝硬化、急性肝炎、慢性活动性肝炎等。	200～400 mg/L	

检验项目	标本要求	主要临床意义	正常参考范围	报告时间
前白蛋白（PA）	绿头管/红头管/黄头管静脉血 3～5 mL	②营养不良:100～150 mg/L 为轻度营养不良,50～100 mg/L 为中度营养不良,<50 mg/L 为重度营养不良。 ③急性炎症、恶性肿瘤、创伤等	200～400 mg/L	3 小时
总胆红素（T-BIL）		①肝细胞性黄疸:三种胆红素均升高。	3.42～23 μmol/L	
直接胆红素（D-BIL）		②阻塞性黄疸:总胆红素升高,以直接胆红素升高为主。	0～6.8 μmol/L	
间接胆红素(I-BIL)		③溶血性黄疸:总胆红素升高,以间接胆红素升高为主	3.4～14 μmol/L	
总胆汁酸（TBA）		增高:见于急性肝炎、慢性肝炎活动期、肝硬化、肝癌、阻塞性黄疸、胆汁性肝硬化、妊娠性胆汁淤积、新生儿胆汁淤积等。 当肝细胞仅有轻微坏死时,胆汁酸的升高较其他检查更为灵敏	0～10 μmol/L	
胆碱酯酶（CHE）		减低:见于有机磷农药中毒、肝实质性损害、脂肪肝等	5100～11700 U/L	
岩藻糖苷酶（AFU）		增高:见于原发性肝癌、慢性肝炎、肝硬化等。孕妇随孕周增加 AFU 会升高	0～40 U/L	
单胺氧化酶(MAO)		增高:见于以下情形。 ①肝硬化:MAO 活性的高低能反映肝纤维化的程度,是诊断肝硬化的重要指标。	0～12 U/L	

检验项目	标本要求	主要临床意义	正常参考范围	报告时间
单胺氧化酶(MAO)	绿头管/红头管/黄头管静脉血3~5 mL	②各型肝炎:肝炎急性期患者的血清 MAO 活性多不升高,但急性重型肝炎时,因肝细胞坏死,线粒体释放大量 MAO,可导致血清MAO 活性升高。急性肝炎病程超过 3 个月者,血清 MAO 活性亦升高,活动性慢性肝炎约半数患者血清 MAO 活性升高。③糖尿病因合并脂肪肝、充血性心力衰竭,或因肝淤血而继发肝硬化时,血清 MAO 活性可升高。④甲状腺功能亢进症因纤维组织分解与合成旺盛、肢端肥大因纤维组织过度合成等,可导致血清MAO 活性不同程度升高。降低:可见于服用避孕药、肾上腺皮质激素类药物、左旋多巴类药物等	0~12 U/L	3小时
5-核苷酸酶(5-NT)		5-NT 主要用于肝胆系统疾病的诊断和骨骼系统疾病的鉴别诊断。①血清 5-NT 活性升高主要见于肝胆系统疾病,如阻塞性黄疸、肝癌、肝炎、胰腺癌等,其活性变化与 ALP 一致。②骨骼系统疾病,如肿瘤转移、畸形性骨炎、佝偻病、甲状旁腺功能亢进症等,通常 ALP 活性升高,而 5-NT 正常。因此同时检验ALP 和 5-NT 有助于肝胆和骨骼系统疾病的鉴别诊断	2~11.4U/L	

检验项目	标本要求	主要临床意义	正常参考范围	报告时间
腺苷脱氨酶（ADA）		①ADA 增高见于急慢性肝炎、肝硬化、阻塞性黄疸、溶血性贫血、肺癌和结肠癌等。 ②ADA 是用于结核性胸膜炎、结核性脑膜炎的鉴别诊断的灵敏指标	0～25 U/L	
谷胱甘肽还原酶（GR）	绿头管/红头管/黄头管静脉血 3～5 mL	生理性增高:见于以下情形。 ①运动:剧烈运动可使 GR 活性增高。 ②进餐:进餐可使 GR 活性轻度增高。 ③饮酒:一定量的酒精摄入会造成 GR 活性增高。 ④新生儿:GR 活性高于正常成人 1 倍至 3 倍,出生后 3～6 个月可降至正常水平。 病理性增高:见于以下情形。 ①肝脏疾病,如急性肝炎、药物性肝损害、中毒性肝炎、慢性肝炎、肝癌等 GR 活性均有明显的增高。 ②肝硬化早期阶段 GR 活性会因个体差异有不同程度的增高,但在肝硬化晚期,GR 活性常表现为正常,原发性肝癌和转移性肝肿瘤时,血清 GR 活性显著增高	33～73 U/L	3 小时
甘胆酸（CG）		①CG 是妊娠晚期孕妇血清中最主要的胆汁酸成分。正常妊娠时孕妇血清 CG 水平随孕周逐步增高,甚至引起妊娠期肝内胆汁淤积症,危及胎儿健康。 ②CG 水平增高还见于各种急慢性肝炎、胆道阻塞、肝硬化、原发性肝癌、酒精性肝损伤等	0～2500 μg/L	

检验项目		标本要求	主要临床意义	正常参考范围	报告时间
肝纤维四项	血清Ⅳ型胶原（Ⅳ-Col）检验	红头管静脉血5 mL	Ⅳ型胶原是构成基底膜的主要成分,反映基底膜胶原更新率,其血清含量增高可较灵敏提示肝纤维化过程,是肝纤维化的早期标志物之一	0～17 ng/mL	3 小时
	血清Ⅲ型前胶原（PCⅢ）检验		①PCⅢ反映肝内Ⅲ型胶原的合成,其血清含量与肝纤维化程度一致,并与血清γ球蛋白水平明显相关。②PCⅢ与肝纤维化活动程度密切相关,但无特异性,其他器官纤维化时,PCⅢ血清含量也增高。③持续PCⅢ血清含量增高的慢性活动性肝炎,提示病情可能会恶化并向肝硬化发展,而PCⅢ血清含量降至正常可预示病情缓解。PCⅢ不仅在肝纤维化早期诊断上有价值,在慢性肝病的预后判断上也有意义	0～98 ng/mL	
	层粘连蛋白（LN）检验		①LN为基底膜中特有的非胶原性结构蛋白,与肝纤维化活动程度及门静脉压力呈正相关,慢性活动性肝炎和肝硬化及原发性肝癌时明显增高。LN水平也可以反映肝纤维化的进展与严重程度。②LN水平越高,肝硬化患者的食管静脉曲张越明显。③LN水平还与基底膜相关疾病及肿瘤的浸润、转移等相关	18～50 ng/mL	

续表

检验项目		标本要求	主要临床意义	正常参考范围	报告时间
肝纤维四项	透明质酸酶(HA)测定	红头管静脉血5 mL	透明质酸酶为基质成分之一,由间质细胞合成,可较准确灵敏地反映肝内已生成的纤维量及肝细胞受损状况,比肝活检更能完整反映出病肝全貌,是肝纤维化和肝硬化的灵敏指标	<120 ng/mL	3小时

三、肾脏功能检验

肾脏功能检验项目及临床意义见表2-15。

表2-15　肾脏功能检验项目及临床意义

检验项目	标本要求	主要临床意义	正常参考范围	报告时间
尿素(UREA)	绿头管/红头管/黄头管静脉血3~5 mL	病理性增高: ①肾前性增高:见于充血性心力衰竭、中毒、烧伤、出血性休克、消化道大出血、脱水、严重感染、糖尿病酸中毒、肾上腺皮质功能减退、肝肾综合征等。 ②肾性增高:见于各种急慢性肾小球肾炎、肾病晚期、肾衰竭、慢性肾盂肾炎等。 ③肾后性增高:见于前列腺肥大、膀胱肿瘤、尿道狭窄、两侧输尿管结石等	1.79~7.14 mmol/L	3小时
肌酐(CREA)		增高:见于肾小球滤过率降低导致的肾功能不全,如急慢性肾小球肾炎、急慢性肾衰竭、尿毒症等。 降低:见于肌萎缩、贫血、白血病、尿崩症等	30~106 μmol/L	

续表

检验项目	标本要求	主要临床意义	正常参考范围	报告时间
尿酸（UA）	绿头管/红头管/黄头管静脉血3~5 mL	增高:见于以下情形。 ①血尿酸对痛风的诊断最有意义,痛风患者血清中尿酸水平增高。 ②核酸代谢增加:白血病、多发性骨髓瘤、真性红细胞增多症等。 ③肾脏疾病:急慢性肾炎、肾结石等,血中尿酸水平显著增高。 ④其他:长期进食富含核酸食物、氯仿中毒、铅中毒、妊娠反应、肥胖、糖尿病等	149~416 μmol/L	3 小时
二氧化碳（CO_2）		增高:见于代谢性碱中毒(如幽门梗阻、库欣综合征、服用碱性药物过多等)、代谢性碱中毒合并呼吸性酸中毒(如呼吸中枢抑制、呼吸肌麻痹、肺气肿、支气管扩张和气胸等)。 减低:见于代谢性酸中毒(如严重腹泻、肾衰竭、糖尿病、服用酸性药物过多等)、代谢性酸中毒合并呼吸性碱中毒	22~29 mmol/L	
半胱氨酸蛋白酶抑制剂C（CYS-C）		①CYS-C是一种反映肾小球滤过率变化的理想标志物。增高见于肾小球滤过功能受损。 ②CYS-C可用于评估急性心力衰竭患者预后,CYS-C水平越高,患者死亡率越高	0~1.55 mg/L	

检验项目	标本要求	主要临床意义	正常参考范围	报告时间
β2-微球蛋白（β2-MG）	绿头管/红头管/黄头管静脉血3～5 mL	增高可反映肾小球滤过功能受损情况。增高见于以下情形。 ①肾功能减退：如各种急慢性肾炎、肾衰竭、肾肿瘤、肾移植排斥反应等。 ②恶性肿瘤：如原发性肝癌、肺癌、胃癌、大肠癌、多发性骨髓瘤、淋巴细胞白血病、恶性淋巴瘤等。 ③自身免疫性疾病：如系统性红斑狼疮（SLE）、干燥综合征、类风湿关节炎、结节病、获得性免疫缺陷综合征（AIDS）、自身免疫性溶血性贫血等。 ④器官移植排斥反应	0.8～2.8 mg/L	3小时
视黄醇结合蛋白（RBP）		视黄醇结合蛋白主要反映肾小管的损害程度,还可用作肝功能早期损害和监测治疗效果的指标。 增高：见于急慢性肾功能不全、过量摄入维生素 A、脂肪肝等。 减低：见于急慢性肝炎、肝硬化、甲状腺功能亢进症、低蛋白血症、维生素 A 缺乏症等	10～70 mg/L	
尿微量白蛋白	尿液	增高：见于糖尿病肾病、糖尿病、肾淀粉样变性、急慢性肾小球肾炎、慢性肾病、肾衰竭等	0～30 mg/L	2小时

检验项目	标本要求	主要临床意义	正常参考范围	报告时间
尿肌酐	尿液	增高:见于巨人症、肢端肥大症等。 减低:见于急性肾小球肾炎、慢性肾小球肾炎失代偿期、急慢性肾功能不全、重度充血性心力衰竭、肌肉萎缩等	2652～11050 μmol/L	2小时
尿微量白蛋白与尿肌酐比值（ACR）		早期诊断糖尿病肾病的一项灵敏而可靠的指标	0～30 mg/g	

四、糖尿病检验

糖尿病检验项目及临床意义见表2-16。

表2-16　糖尿病检验项目及临床意义

检验项目	标本要求	主要临床意义	正常参考范围	报告时间
葡萄糖（GLU）	绿头管/红头管/黄头管静脉血3～5 mL	生理性增高:见于餐后1～2小时、摄入高糖食物、情绪激动及剧烈运动等。 病理性增高:见于以下情形。 ①各种糖尿病。 ②内分泌疾病如嗜铬细胞瘤、库欣综合征、甲状腺功能亢进症等。 ③胰腺疾病:急慢性胰腺炎、胰腺肿瘤、胰腺大部切除等。 ④严重的肝脏疾病。	3.89～6.11 mmol/L	2小时

续表

检验项目	标本要求	主要临床意义	正常参考范围	报告时间
葡萄糖（GLU）	绿头管/红头管/黄头管静脉血3~5 mL	⑤应激性血糖升高：颅脑损伤、脑卒中、心肌梗死等。 ⑥应用某些药物：激素、口服避孕药、噻嗪类利尿药等。 减低：见于饥饿或剧烈运动后、糖代谢异常、妊娠、严重肝病等	3.89~6.11 mmol/L	2小时
糖化血红蛋白（HbA1c）	紫头管静脉血3~5 mL	①糖化血红蛋白能反映既往2~3个月的血糖水平,具有较好的稳定性,不受每天血糖波动的影响,常用于监测糖尿病的长期控制效果。 ②与微血管和大血管并发症的发生密切相关。糖化血红蛋白水平升高,糖尿病视网膜病变、肾脏病变、神经病变、心血管事件发生风险相应增高	4%~6%	3小时
糖化血清蛋白（GSP）	绿头管/红头管/黄头管静脉血3~5 mL	糖化血清蛋白可以反映患者近2~3周的血糖控制水平,不受血糖浓度波动的影响	10.8%~17.1% 1.65~2.15 mmol/L	2小时
口服葡萄糖耐量试验（OGTT）		①正常人:口服一定量葡萄糖后血糖浓度会暂时升高（PG<8.9 mmol/L）,在2小时内恢复到正常水平。 ②糖尿病患者:空腹血糖（FPG）超过正常值,口服葡萄糖后血糖浓度更高,且维持时间长。	正常糖耐量: FPG≤6.1 mmol/L; 2小时 PG<7.8 mmol/L	5小时

续表

检验项目	标本要求	主要临床意义	正常参考范围	报告时间
口服葡萄糖耐量试验（OGTT）	绿头管/红头管/黄头管静脉血 3～5 mL	③糖耐量异常：口服一定量葡萄糖后，血糖浓度急剧升高或升高不明显，在短时间内不能恢复到原来的水平，糖耐量曲线比较平缓	空腹血糖受损：6.1 mmol/L≤FPG <7.0 mmol/L；2 小时 PG < 7.8 mmol/L 糖耐量减低：FPG<7.0 mmol/L；7.8 mmol/L≤2 小时 PG<11.1 mmol/L 糖尿病：FPG≥7.0 mmol/L；2 小时 PG≥11.1 mmol/L	5 小时
β-羟丁酸（β-HB）		β-羟丁酸是血酮体的主要成分（78%），是酮症酸中毒较灵敏的一个标志物，可反映血液中酮体的生成情况。β-羟丁酸可用于酮症酸中毒早期诊断与治疗监控，并可指导糖尿病酮症酸中毒的治疗及疗效观察	<280 μmol/L	2 小时

检验项目	标本要求	主 要 临 床 意 义	正常参考范围	报告时间
胰岛素（INS）及胰岛素释放试验	绿头管/红头管/黄头管静脉血3～5 mL	用于糖尿病分型及胰岛 β 细胞活性评估。 增高：见于 Ⅱ 型糖尿病、胰岛 β 细胞瘤、胰岛素自身免疫综合征、垂体功能减退症、甲状腺功能减退症、艾迪生病等。 减低：见于 Ⅰ 型糖尿病、Ⅱ 型糖尿病晚期、胰腺炎、胰腺外伤、胰岛 β 细胞功能遗传性缺陷病等	空腹： 　1.1～1.7 μU/mL 30 分钟： 　19.0～73.0 μU/mL 60 分钟： 　18.0～68.0 μU/mL 120 分钟： 　9.0～53.0 μU/mL 180 分钟： 　0～20.0 μU/mL	3小时
C 肽（C-P）及 C 肽释放试验	红头管静脉血3～5 mL	C 肽的临床意义与胰岛素基本相似，用于糖尿病分型及胰岛 β 细胞活性评估。但 C 肽不受外源性胰岛素的影响，比胰岛素更能准确地反映胰腺的分泌功能	空腹： 　1.1～3.3 ng/mL 30 分钟： 　3.1～3.8 ng/mL 60 分钟： 　3.9～9.3 ng/mL 120 分钟： 　2.7～10.5 ng/mL 180 分钟： 　2.0～4.0 ng/mL	3小时

五、血脂检验

血脂检验项目及临床意义见表 2-17。

表 2-17 血脂检验项目及临床意义

检验项目	标本要求	主要临床意义	正常参考范围	报告时间
甘油三酯（TG）	绿头管/红头管/黄头管静脉血 3～5 mL	增高:见于动脉粥样硬化、糖尿病、肾病综合征、家族性高脂血症、阻塞性黄疸、甲状腺功能减退症、胰腺炎等。 减低:见于营养不良、甲状腺功能亢进症、甲状旁腺功能亢进症等	0.2～2.30 mmol/L	2 小时
总胆固醇（TC）		增高:见于高胆固醇血症、动脉粥样硬化、冠心病、肾病综合征、糖尿病、长期进食高胆固醇食物、缺少运动等。 减低:见于严重肝损伤、恶性肿瘤、营养不良、甲状腺功能亢进症等	2.30～5.17 mmol/L	
高密度脂蛋白胆固醇（HDL-C）		减低:见于冠心病、高脂血症、肝损伤、肝硬化、胆囊炎、糖尿病、吸烟、缺少运动等	1.04～1.68 mmol/L	
低密度脂蛋白胆固醇（LDL-C）		增高:见于糖尿病、肾病综合征。 减低:见于甲状腺功能亢进症、急慢性肝炎、肝硬化等。低密度脂蛋白胆固醇是动脉粥样硬化、冠心病的危险信号	0～3.20 mmol/L	

检验项目	标本要求	主要临床意义	正常参考范围	报告时间
小而密低密度脂蛋白胆固醇（sdLDL-C）	绿头管/红头管/黄头管静脉血3～5 mL	sdLDL-C可促进动脉粥样硬化的发生和发展，是重要的心脑血管疾病危险因素之一。sdLDL-C能显著促血管内皮细胞损伤，激发机体氧化应激性，诱发人体血栓素合成，从而导致血栓发生。sdLDL-C与冠状动脉痉挛、心绞痛、急性冠脉综合征及冠状动脉狭窄显著相关	0.24～1.11 mmol/L	2小时
载脂蛋白AⅠ（ApoAⅠ）		ApoAⅠ与HDL-C呈明显正相关。 增高：见于妊娠、雌激素替代疗法、锻炼、饮酒等。 减低：见于慢性肝病、肾病综合征、慢性肾衰竭、糖尿病等	1.0～1.6 g/L	
载脂蛋白B（ApoB）		ApoB是动脉粥样硬化、冠心病的危险信号。 增高：见于糖尿病、甲状腺功能减退症、肾病综合征、慢性肾衰竭等。 减低：见于恶性肿瘤、营养不良、甲状腺功能亢进症等	0.6～1.0 g/L	
脂蛋白（a）（LP(a)）		LP(a)水平主要由遗传因素决定，与性别、年龄、饮食、营养及环境因素关系不大。 增高：见于缺血性心脑血管病、心肌梗死、肾病综合征等。 LP(a)是动脉粥样硬化的独立危险因素	<300 mg/L	

续表

检验项目	标本要求	主要临床意义	正常参考范围	报告时间
同型半胱氨酸（HCY）		HCY 是动脉粥样硬化、冠心病、脑卒中最重要的危险因子。HCY 水平增高提示患心脑血管疾病的危险性增加	0~15 μmol/L	2 小时
游离脂肪酸（FFA）	绿头管/红头管/黄头管静脉血 3~5 mL	增高:见于糖尿病、糖原贮积病、甲状腺功能亢进症、肢端肥大症、巨人症、库欣综合征、重度肝损伤、心肌梗死、妊娠后期、阻塞性黄疸、肝炎、肝硬化等。 降低:见于甲状腺功能减退症、艾迪生病、胰岛细胞瘤、垂体功能减退症、降血糖药使用过量等	0.3~0.9 mmol/L	3 小时

六、心肌标志物检验

心肌标志物检验项目及临床意义见表 2-18。

表 2-18　心肌标志物检验项目及临床意义

检验项目	标本要求	主要临床意义	正常参考范围	报告时间
肌酸激酶（CK）	绿头管/红头管/黄头管静脉血 3~5 mL	增高:见于急性心肌梗死、病毒性心肌炎、脑血管意外、脑膜炎、剧烈运动、各种插管及手术引起的肌肉损伤	男性: 50~310 IU/L 女性: 40~200 IU/L	2 小时
乳酸脱氢酶（LDH）		增高:见于急性心肌梗死、心力衰竭、肝脏疾病、肺梗死、急性肾炎、恶性肿瘤等	109~245 IU/L	

检验项目	标本要求	主要临床意义	正常参考范围	报告时间
肌酸激酶同工酶（CK-MB）	绿头管/红头管/黄头管静脉血3～5 mL	CK-MB 是心肌损伤的特异、灵敏指标。 增高：见于急性心肌梗死、室上性心动过速、心包炎、心肌炎、心绞痛、充血性心力衰竭、肌肉损伤、肌营养不良、恶性肿瘤、脑组织损伤等	0～25 IU/L	
心肌肌钙蛋白（cTn）	红头管静脉血3～5 mL	cTn 是心肌损伤的特异性指标，特异性高于指标 CK-MB 和 Mb。 增高：见于心肌梗死、急性心绞痛、不稳定型心绞痛、心脏手术后等	0～0.06 ng/mL	
肌红蛋白（Mb）	绿头管/红头管/黄头管静脉血3～5 mL	Mb 是诊断急性心肌梗死的早期指标，其灵敏度优于 CK-MB，但特异性不如 cTn。 增高：见于以下情形。 ①急性心肌梗死。 ②急性肌肉损伤、肌营养不良、剧烈运动、肌内注射、肌肉萎缩和多发性肌炎。 ③急慢性肾衰竭。 ④严重充血性心力衰竭。 ⑤长期休克、某些毒素和药物摄入等	0～73 ng/mL	2小时
氨基末端脑钠肽前体(NT-proBNP)		增高：见于急慢性心力衰竭、冠心病、慢性肾病等。 NT-proBNP 还可用于鉴别诊断急性呼吸困难引起的心力衰竭	①≤50 岁：0～450 pg/mL；②51～75 岁：0～900 pg/mL；③≥75 岁：0～1800 pg/mL	

七、胰腺酶学检验

胰腺酶学检验项目及临床意义见表2-19。

表2-19　胰腺酶学检验项目及临床意义

检验项目	标本要求	主要临床意义	正常参考范围	报告时间
血淀粉酶（AMY）	绿头管/红头管/黄头管静脉血3～5 mL	增高：见于急性胰腺炎、急性腮腺炎、胰腺管阻塞、胰腺脓肿、胆道疾病、肠梗阻、阑尾炎、腹膜炎、肺癌、卵巢癌等	35～135 IU/L	2小时
尿淀粉酶	尿液	增高：见于急性胰腺炎、急性腮腺炎、胰腺管阻塞、胰腺脓肿、胆道疾病、肠梗阻、阑尾炎、腹膜炎、肺癌、卵巢癌等	0～450 IU/L	
脂肪酶（LIP）	绿头管/红头管/黄头管静脉血3～5 mL	增高：见于急性胰腺炎、胰腺癌、慢性胰腺炎、胆道疾病、肝癌、乳腺癌等。其变化一般与淀粉酶平行，但脂肪酶活性增高更早、下降更晚，酶活性增高可持续10～15天	0～60 U/L	

第三节　临床免疫检验系列

一、肝炎病毒标志物检验

肝炎病毒标志物检验项目及临床意义见表2-20。

表 2-20 肝炎病毒标志物检验项目及临床意义

检验项目	标本要求	主要临床意义	正常参考范围	报告时间
乙型肝炎表面抗原（HBsAg）	绿头管/红头管/黄头管静脉血3～5 mL	HBsAg 是乙型肝炎病毒感染的特异性标志物。 阳性见于乙型肝炎病毒携带者、急慢性乙型肝炎患者、肝硬化患者、肝癌患者等	阴性	当日下午3点
乙型肝炎表面抗体（HBsAb）		阳性提示对乙型肝炎病毒产生免疫力,也可提示注射乙型肝炎疫苗免疫成功。乙型肝炎患者血清中出现 HBsAb,提示乙型肝炎病毒已被清除,病情趋于康复	阴性/阳性	
乙型肝炎E 抗原（HBeAg）		阳性提示乙型肝炎病毒复制活跃,具有较强的传染性。HBeAg持续阳性表明急性乙型肝炎转化为慢性迁延性肝炎	阴性	
乙型肝炎E 抗体（HBeAb）		阳性提示慢性乙型肝炎、乙型肝炎既往感染、乙型肝炎恢复期		
乙型肝炎核心抗体（HBcAb）		阳性提示慢性乙型肝炎或乙型肝炎病毒既往感染。高滴度HBcAb 表示乙型肝炎病毒复制,低滴度 HBcAb 表示既往感染		
乙型肝炎核心抗体IgM（HBcAb-IgM）		HBcAb-IgM 是乙型肝炎病毒急性感染的血清学标志物		

续表

检验项目	标本要求	主要临床意义	正常参考范围	报告时间
乙型肝炎前 S1 抗原（HBVpre-S1Ag）	绿头管/红头管/黄头管静脉血3～5 mL	HBVpre-S1Ag 是乙型肝炎病毒早期感染指标,也是反映乙型肝炎病毒复制和传染性的指标	阴性	当日下午3点
甲型肝炎病毒抗体IgM（HAV-IgM）		阳性提示甲型肝炎病毒急性感染		周一、周五下午3点
丙型肝炎病毒抗体IgG（HCV-IgG）		阳性提示丙型肝炎病毒感染		当日下午3点
戊型肝炎病毒抗体IgM（HEV-IgM）		阳性提示戊型肝炎病毒急性感染		周一、周五下午3点
戊型肝炎病毒抗体IgG（HEV-IgG）		阳性提示戊型肝炎病毒既往感染或注射戊肝疫苗有效		

检验项目	标本要求	主要临床意义	正常参考范围	报告时间
乙型肝炎病毒 DNA 定量（HBV-DNA）	红头管静脉血 3～5 mL	①HBV-DNA 反映乙型肝炎病毒在体内的复制情况及血清中的病毒载量。②高浓度提示病毒快速复制,有较强传染性;低浓度提示病毒低水平复制;阴性提示病毒复制被抑制或复制停止,预后较好。③HBV-DNA 也可用于抗病毒治疗的疗效评估	0～420 IU/mL	周一、周四下午3点
丙型肝炎病毒 RNA 定量（HCV-RNA）		HCV-RNA 是丙型肝炎病毒感染的确诊指标,反映病毒复制情况及血清中的病毒载量,也可用于抗病毒治疗的效果评估	0～1000 IU/mL	周一、周四下午3点
丙型肝炎病毒核心抗原（HCV-cAg）		HCV-cAg 可用于丙型肝炎的早期诊断、筛查无丙型肝炎病毒抗体患者、区分现症感染与既往感染、抗丙型肝炎病毒治疗的监测,以及与抗体联合检验防止漏检	阴性	周二、周五下午3点

二、感染性疾病标志物检验

感染性疾病标志物检验项目及临床意义见表 2-21。

表 2-21 感染性疾病标志物检验项目及临床意义

检验项目	标本要求	主要临床意义	正常参考范围	报告时间
艾滋病抗体（HIV-Ab）	绿头管/红头管/黄头管静脉血3～5 mL	艾滋病感染的初筛标志物。其阳性时须进行确认试验	阴性	当日下午3点
梅毒初筛试验（RPR）		梅毒感染的初筛试验，也可用于疗效监测		
梅毒特异性抗体（TP-Ab）		梅毒感染的标志物		
梅毒确认试验（TPPA）		梅毒感染的确认试验		
淋病奈瑟球菌 DNA（NG-DNA）	无菌拭子取泌尿生殖道分泌物	淋病奈瑟球菌感染的标志物，多见于泌尿生殖道感染		
沙眼衣原体 DNA（CT-DNA）	无菌拭子取泌尿生殖道或眼部分泌物	①沙眼衣原体是引起沙眼、非淋菌性尿道炎的病原体。还可见于衣原体宫颈炎、输卵管炎、盆腔炎等。②沙眼衣原体与不孕症有密切关系		周一、周三、周五下午3点
解脲支原体 DNA（UU-DNA）	无菌拭子取泌尿生殖道分泌物	解脲支原体是引起非淋菌性尿道炎的病原体		

检验项目	标本要求	主要临床意义	正常参考范围	报告时间
解脲支原体培养及药敏试验	无菌拭子取泌尿生殖道分泌物	解脲支原体是一些泌尿生殖道疾病的致病菌，常引起男性非淋病奈瑟球菌尿道炎	阴性	2个工作日
解脲支原体抗体（UU-Ab）	绿头管/红头管/黄头管静脉血3～5 mL	用于非淋菌性尿道炎的辅助诊断		当日下午3点
肺炎支原体抗体（MP-Ab）		肺炎支原体可引起上呼吸道感染、肺炎、气管炎及其他系统并发症		
肺炎衣原体抗体（CP-Ab）		肺炎衣原体可引起急慢性上呼吸道感染、肺炎、心内膜炎、脑膜炎等		
轮状病毒抗原（RV-Ag）	粪便	轮状病毒是引起婴幼儿传染性胃肠炎的主要病原体		1小时
手足口病毒抗体（EV71-Ab）	绿头管/红头管/黄头管静脉血3～5 mL	婴幼儿手足口病 EV71 病毒感染的辅助诊断标志物		
柯萨奇病毒 A16 型抗体（抗CoxA16-Ab）		婴幼儿手足口病 CoxA16 病毒感染的辅助诊断标志物		

检验项目	标本要求	主要临床意义	正常参考范围	报告时间
甲型/乙型流感病毒抗原	鼻咽拭子/口咽拭子	甲型和乙型流感病毒感染的辅助诊断标志物		
禽流感病毒抗原（H7N9-Ag）		人感染 H7N9 亚型禽流感病毒的辅助诊断标志物		1小时
结核抗体（TB-Ab）		结核分枝杆菌感染的辅助诊断标志物	阴性	
幽门螺杆菌抗体（Hp-Ab）		幽门螺杆菌感染的辅助诊断标志物。幽门螺杆菌是慢性胃炎及消化性溃疡的致病因素		
肥达试验		伤寒及副伤寒的辅助诊断试验		3小时
呼吸道感染九联检	绿头管/红头管/黄头管静脉血3～5 mL	肺炎支原体、肺炎衣原体、军团菌、腺病毒、呼吸道合胞病毒、甲型流感病毒、乙型流感病毒、副流感病毒、立克次体等呼吸道感染性疾病的辅助诊断试验		周一、周三、周五下午3点
C反应蛋白（CRP）		CRP 是一种急性期蛋白，见于各种急性化脓性感染、菌血症、组织坏死、恶性肿瘤、重症肺结核、急性风湿热、类风湿关节炎、红斑狼疮、心肌梗死、手术创伤、放射线损伤等	0～8 mg/L	2小时

检验项目	标本要求	主要临床意义	正常参考范围	报告时间
降钙素原（PCT）		①PCT 对严重细菌性炎症和真菌感染具有一定的特异性，也是脓毒血症及严重感染引起的多器官功能衰竭的可靠指标。 ②PCT 用于细菌性炎性疾病的鉴别诊断。病毒感染即使是严重的病毒性疾病，PCT 水平也不会升高；自身免疫性疾病和过敏性疾病中 PCT 水平不升高	0～0.06 ng/mL	
白介素-6（IL-6）	绿头管/红头管/黄头管静脉血3～5 mL	增高：见于各种急慢性炎症。 ①鉴别革兰氏阴性及阳性菌，指导抗生素的合理使用、减少抗生素滥用。 ②监控术后感染更灵敏的早期识别指标。 ③早期预警脓毒血症，早期识别危重症感染。 ④辅助诊断新生儿脓毒血症。 ⑤动态观察感染/脓毒血症患者治疗效果及预后。 ⑥避免 PCT 漏诊社区获得性肺炎（CAP）等局灶性细菌感染	0～6.6 pg/mL	2小时
血清淀粉样蛋白 A（SAA）		①SAA 也是急性期蛋白，对细菌感染和其他疾病急性期的灵敏度类似于 CRP。但在病毒感染时，SAA 水平也会显著升高。在病毒感染后期常伴有细菌感染，此时 SAA 水平升高与 CRP 保持平行。 ②升高见于呼吸道病毒感染、结核病、麻风病、类风湿关节炎、恶性肿瘤、自身免疫性疾病等	＜10 mg/L	

检验项目	标本要求	主要临床意义	正常参考范围	报告时间
EB 病毒衣壳抗原 IgG 抗体（VCA-IgG）	绿头管/红头管/黄头管静脉血 3～5 mL	①EB 病毒感染后，最早产生衣壳抗原抗体（VCA-IgM/IgG）。②EB 病毒急性感染晚期，产生早期抗原抗体（EA-IgM/IgG）。③恢复期晚期，产生核抗原抗体(NA-IgM/IgG)。④VCA-IgG 和 NA-IgG 可持续终身，用于鼻咽癌及传染性单核细胞增多症的辅助诊断。⑤VCA-IgA 因其较高的灵敏度被认为是鼻咽癌初筛的标志物抗体。EA-IgA 对鼻咽癌有较高的特异性,可作为确诊指标	阴性	3个工作日
EB 病毒早期抗原 IgG 抗体（EA-IgG）				
EB 病毒核心抗原 IgG 抗体（NA-IgG）				
EB 病毒核酸（EB-DNA）	紫头管静脉血 3～5 mL	①阳性见于传染性单核细胞增多症、慢性活动性 EB 病毒感染、鼻咽癌、伯基特淋巴瘤、B 细胞淋巴瘤、霍奇金淋巴瘤。②也可用于鼻咽癌治疗效果的监测		周一、周四下午3点
结核分枝杆菌核酸（TB-DNA）	痰、胸腹水、分泌物等	①阳性见于肺结核、结核分枝杆菌血症、淋巴结核、结核性脑膜炎、结核性胸膜炎等。②也可用于抗结核治疗效果评价		

续表

检验项目	标本要求	主要临床意义	正常参考范围	报告时间
新型冠状病毒核酸（COVID-19-RNA）	咽拭子/鼻拭子	COVID-19-RNA 是新型冠状病毒感染确诊指标	阴性	当日下午3点
新型冠状病毒抗原（COVID-19-Ag）		COVID-19-Ag 是新型冠状病毒感染的辅助诊断指标		
新型冠状病毒 IgM 抗体（COVID-19-IgM）	绿头管/红头管/黄头管静脉血 3～5 mL	阳性见于新型冠状病毒感染急性期		2小时
新型冠状病毒 IgG 抗体（COVID-19-IgG）		阳性见于新型冠状病毒既往感染恢复并获得保护性抗体		

三、自身免疫抗体相关检验

自身免疫抗体相关检验项目及临床意义见表 2-22。

表 2-22　自身免疫抗体相关检验项目及临床意义

检验项目	标本要求	主要临床意义	正常参考范围	报告时间
抗核抗体（ANA）	红头管静脉血3～5 mL	检验自身抗体滴度及核型,用于自身免疫性疾病的辅助诊断。 ①均质型:见于系统性红斑狼疮,其他自身免疫性疾病阳性率为 20%～30%。 ②核仁型:见于系统性红斑狼疮、硬皮病等。 ③周边型:见于系统性红斑狼疮、自身免疫性肝炎等。 ④颗粒型:见于混合性结缔组织病、系统性红斑狼疮、原发性干燥综合征等。 ⑤着丝点型:全身性硬皮病阳性率可达 80%～95%	阴性	周一、周五下午3点
抗双链DNA 抗体（Anti-dsDNA）		系统性红斑狼疮的标志物抗体,特异性与灵敏度均较高,可作为该病的诊断标准		
可提取核抗原（ENA）自身抗体谱带		①抗 Sm 抗体:系统性红斑狼疮(SLE)的血清标志性抗体,阳性率可达 30%左右。 ②抗核糖体抗体:SLE 的又一血清标志性抗体,阳性率可达 10%。 ③抗 U1RNP 抗体:在混合性结缔组织病(MCTD)中阳性率高达 95%以上。在 SLE 中,该抗体阳性与雷诺现象有关。		

检验项目	标本要求	主要临床意义	正常参考范围	报告时间
可提取核抗原（ENA）自身抗体谱带	红头管静脉血3～5 mL	④抗 SSA 抗体：在干燥综合征中阳性率为60％，也可见于其他多种自身免疫性疾病，包括SLE、硬皮病、多发性肌炎（PM）和类风湿关节炎等疾病。IgG类抗 SSA 抗体通过胎盘可引起新生儿狼疮综合征，个别因抗体与心脏的传导系统相结合，可造成先天性心脏传导阻滞。 ⑤抗 SSB 抗体：干燥综合征的血清标志性抗体，阳性率可达40％左右。 ⑥抗 Jo-1 抗体：PM 和皮炎的血清标志性抗体，在 PM 中阳性率达25％。该抗体阳性患者常会出现肌炎、肺部间质性病变及关节炎，易被临床误诊为慢性肺部感染或类风湿关节炎。 ⑦抗 Scl-70 抗体：全身性硬皮病的血清标志性抗体，阳性率可达43％。 ⑧抗 RA-54 抗体：仅见于类风湿关节炎患者，阳性率为14％	阴性	周一、周五下午3点
抗中性粒细胞胞质抗体（ANCA）		阳性见于坏死性肉芽肿血管炎、显微镜下多血管炎、变应性肉芽肿性血管炎、新月体性肾小球肾炎、溃疡性结肠炎及原发性硬化性胆管炎等		3个工作日

续表

检验项目	标本要求	主要临床意义	正常参考范围	报告时间
抗线粒体抗体（AMA-M2）	红头管静脉血 3～5 mL	抗线粒体抗体对原发性胆汁性肝硬化的诊断特异性为97%，灵敏度为95%～98%。阳性还可见于其他慢性肝病，如慢性活动性肝炎等		3个工作日
抗心磷脂抗体（ACA）		阳性：见于以下情形。①原发性或继发性抗磷脂综合征（反复的静脉血栓、习惯性流产、血小板减少等）。②自身免疫性疾病（系统性红斑狼疮、类风湿关节炎、干燥综合征、硬皮病、皮肌炎等）。③某些恶性肿瘤和感染性疾病（梅毒、艾滋病、麻风病等）	阴性	
类风湿因子（RF）		类风湿关节炎的诊断标准之一，类风湿关节炎患者阳性率为70%～90%。阳性还见于干燥综合征、混合性结缔组织病、慢性活动性肝炎、全身性红斑狼疮等多种疾病。健康人群中 RF 阳性率约为5%	0～30 U/mL	3小时
抗 CCP 抗体（Anti-CCP）		对类风湿关节炎具有相当高的特异性和敏感度。早期患者阳性率可达80%，特异性为96%	0～35 U/mL	
抗角蛋白抗体（AKA）		类风湿关节炎临床诊断的特异性指标。其他类型风湿病中阳性率较低	阴性	

检验项目	标本要求	主要临床意义	正常参考范围	报告时间
抗 RA33 抗体(Anti-RA33)	红头管静脉血 3～5 mL	诊断类风湿关节炎(RA)较为特异的抗体,与分子量 33KD 的核酸蛋白发生反应,因此命名为抗 RA33 抗体	阴性	3 小时

四、激素类相关检验

激素类相关检验项目及临床意义见表 2-23。

表 2-23 激素类相关检验项目及临床意义

检验项目	标本要求	主要临床意义	正常参考范围	报告时间
三碘甲状腺原氨酸(T3)	绿头管/红头管/黄头管静脉血 3～5 mL	增高:见于甲状腺功能亢进症、亚急性甲状腺炎、垂体腺瘤、活动性肝炎、妊娠等。减低:见于甲状腺功能减退症、垂体功能减退症、营养不良、肾病综合征、肾衰竭、严重全身性疾病等。T3 是早期毒性弥漫性甲状腺肿(Graves 病)疗效观察及停药后复发的灵敏指标	1.3～3.1 nmol/L	3 小时
甲状腺素(T4)		增高:见于甲状腺功能亢进症、亚急性甲状腺炎、垂体腺瘤、活动性肝炎、妊娠等。减低:见于甲状腺功能减退症、垂体功能减退症、营养不良、肾病综合征、肾衰竭、严重全身性疾病等	5.1～14.1 nmol/L	

检验项目	标本要求	主要临床意义	正常参考范围	报告时间
游离三碘甲状腺原氨酸（FT3）	绿头管/红头管/黄头管静脉血3～5 mL	增高：见于甲状腺功能亢进症、Graves病、桥本甲状腺炎、妊娠、急性肝炎等。 减低：见于甲状腺功能减退症、垂体功能减退症、营养不良及其他全身性疾病、黏液性水肿、应用糖皮质激素类药物及苯妥英钠等	3.1～6.8 pmol/L	3小时
游离甲状腺素（FT4）		增高：见于甲状腺功能亢进症、结节性甲状腺肿、Graves病、桥本甲状腺炎早期、妊娠、使用激素类药物等。 减低：见于甲状腺功能减退症、黏液性水肿、桥本甲状腺炎晚期、低蛋白血症等	12～22 pmol/L	
促甲状腺激素（TSH）		诊断原发性及继发性甲状腺功能减退症较灵敏的指标之一。 增高：见于原发性甲状腺功能减退症、垂体TSH瘤、慢性淋巴细胞性甲状腺炎、特发性黏液性水肿、甲状腺摘除术后、放射性碘治疗后、服用抗甲状腺药物、缺碘性甲状腺肿、异源性TSH综合征等。 减低：见于甲状腺功能亢进症、继发性甲状腺功能减退症、慢性甲状腺炎、皮质醇增多症、库欣综合征、肢端肥大症等	0.27～4.2 μIU/mL	

检验项目	标本要求	主要临床意义	正常参考范围	报告时间
抗甲状腺球蛋白抗体（Anti-TG）		增高：见于自身免疫性甲状腺炎、慢性淋巴细胞性甲状腺炎、甲状腺功能减退症、亚急性甲状腺炎、甲状腺癌等	0～115 IU/mL	
抗甲状腺过氧化物酶抗体（Anti-TPO）		增高：见于 Graves 病、自身免疫性甲状腺功能减退症、自身免疫性甲状腺炎、慢性淋巴细胞性甲状腺炎、亚急性甲状腺炎、甲状腺癌等	0～34 IU/mL	
促甲状腺激素受体抗体（TRAb）	绿头管/红头管/黄头管静脉血 3～5 mL	①增高：见于 Graves 病，阳性率可达 80%～100%，也可见于桥本甲状腺炎、亚急性甲状腺炎。②可用于 Graves 病的病情判断及疾病预后评估，长期使用甲状腺拮抗剂治疗的患者，若 TRAb 水平依然很高，则提示复发风险较高	<1.75 IU/L	3 小时
甲状腺球蛋白（TG）		增高：见于以下情形。①甲状腺部位的恶性肿瘤（如甲状腺滤泡状癌、甲状腺乳头状癌和间变癌等）。②甲状腺疾病（如甲状腺功能亢进症、甲状腺瘤、亚急性甲状腺炎及慢性淋巴细胞性甲状腺炎）等	5～40 μg/L	

检验项目	标本要求	主要临床意义	正常参考范围	报告时间
睾酮 （T）		增高：见于睾丸间质细胞瘤、男性性早熟、女性多毛症、女性男性化、XYY综合征、多囊卵巢综合征、卵巢肿瘤等。 减低：见于先天性睾丸发育不良、男性性功能低下、阳痿、隐睾症、男性不育症、肝硬化等。	成年男性：262～870 ng/dL 成年女性：9.81～82.1 ng/dL	
雌二醇 （E2）	红头管静脉血3～5 mL	E2是女性最主要的雌激素，主要作用是促进和调节女性性器官的发育和功能，促进女性第二性征的发育。 增高：见于女性性早熟、妊娠期糖尿病、肝硬化、卵巢癌、使用促排卵药物、男性女性化及男性乳房发育等。 减低：见于先天性卵巢发育不全、女性性腺功能减退症、绝经期综合征、妊娠高血压综合征、闭经等。 注：服用避孕药和促排卵药物、雌激素替代疗法都会影响E2检验结果	卵泡期：40.7～220.4 pg/mL 排卵期：74.7～424.6 pg/mL 黄体期：50.7～242.1 pg/mL 闭经期：＜77 pg/mL	3小时
泌乳素 （PRL）		增高：见于垂体腺瘤、女性不孕症、乳腺肿瘤、垂体功能减退症、原发性甲状腺功能减退症、肾功能不全等。 某些情况下会出现生理性增高如妊娠期、分娩后、刺激乳头时及月经周期性增高等	成年女性：4.1～28.9 ng/mL	

检验项目	标本要求	主要临床意义	正常参考范围	报告时间
卵泡刺激素（FSH）	红头管静脉血3～5 mL	增高：见于睾丸精原细胞瘤、XXY综合征、原发性性腺病变（如原发性闭经、卵巢功能早衰、原发性性腺功能减退症，中枢性性早熟等）。 减低：见于垂体或下丘脑型闭经、假性性早熟、使用雌激素和黄体酮类药物、多囊卵巢病变等。 FSH还可用于预测排卵和排卵异常，预测机体对促排卵药物的反应等	卵泡期：4.5～11 mIU/mL 排卵期：3.6～20.6 mIU/mL 黄体期：1.5～10.8 mIU/mL 闭经期：36.6～168.8 mIU/mL	3小时
孕酮（PROG）		增高：见于葡萄胎、轻度妊娠高血压综合征、妊娠期糖尿病、多胎妊娠、肾上腺瘤及先天性肾上腺皮质增生、卵巢颗粒细胞瘤、原发性高血压等。 减低：见于排卵障碍、卵巢功能下降、黄体功能不足、无排卵性月经、先兆流产、胎儿发育迟缓、死胎、严重妊娠高血压综合征等。 此外，PROG可作为确证排卵及妊娠前3个月的妊娠意外（如先兆流产、异位妊娠）的观察指标	卵泡期：<0.87 ng/mL 黄体期：0.37～18.4 ng/mL 闭经期：<0.5 ng/mL	
黄体生成素（LH）		增高：见于卵巢早衰、性腺发育不全、原发性闭经、原发性功能减退症、真性性早熟等。	卵泡期：1.7～13.3 mIU/mL	

续表

检验项目	标本要求	主要临床意义	正常参考范围	报告时间
黄体生成素（LH）	红头管静脉血3～5 mL	减低：见于垂体或下丘脑病变、假性性早熟等。 LH还可用于预测排卵时间和排卵异常的诊断及判定绝经期等	排卵期：4.1～68.7 mIU/mL 黄体期：0.5～19.8 mIU/mL 闭经期：14.4～62.2 mIU/mL	
人绒毛膜促性腺激素（HCG）		①用于早期妊娠、异位妊娠、先兆流产的诊断及判定人工流产效果。女性停经后，正常妊娠时血液HCG和尿液HCG水平逐渐升高，若HCG水平下降预示妊娠终止或先兆流产。异位妊娠时与同孕龄孕妇相比，HCG水平较低。人工流产后HCG水平逐渐下降，提示人工流产成功。 ②用于滋养细胞肿瘤如绒毛膜上皮癌、葡萄胎和恶性葡萄胎的诊断与治疗监测。动态监测HCG水平变化，可用于评价治疗效果。 ③某些肿瘤的辅助标志物。 ④唐氏筛查21-三体综合征的指标之一。具高风险21-三体综合征的孕妇中，HCG水平是正常妊娠孕妇中位数的2～3倍	正常值：0～0.5 mIU/mL 妊娠4～7周：590～187000 mIU/mL 妊娠8～11周：17800～328000 mIU/mL 妊娠12～20周：5380～183000 mIU/mL 妊娠21～40周：3460～71500 mIU/mL	3小时

检验项目	标本要求	主要临床意义	正常参考范围	报告时间
甲状旁腺激素（PTH）	红头管静脉血3～5 mL	甲状旁腺激素对保持钙离子内环境稳定具有关键作用。 增高:见于原发性及继发性甲状旁腺功能亢进症、异位甲状旁腺激素分泌过量、慢性肾衰竭等。 减低:见于甲状旁腺功能减退症、非甲状旁腺依赖性高钙血症等	8.7～79.6 pg/mL	3小时
生长激素（GH）		增高:见于巨人症、肢端肥大症、营养不良、外科手术、烧伤、低血糖症等。 减低:见于垂体功能减退症、垂体性侏儒症、高血糖、皮质醇增多症、垂体前叶功能减退症等	男孩 0～10 岁:0.094～6.29 ng/mL 男孩 11～17 岁:0.077～10.8 ng/mL 女孩 0～10 岁:0.120～7.79 ng/mL 女孩 11～17 岁:0.123～8.05 ng/mL	
皮质醇（COR）		增高:见于皮质醇增多症、肾上腺癌、垂体促肾上腺皮质激素瘤、异位促肾上腺皮质激素综合征、休克或其他严重创伤引起的应激反应等。肥胖、肝硬化、妊娠等时也会增高。	血清/血浆上午 7—10 点:171～536 nmol/L	

检验项目	标本要求	主要临床意义	正常参考范围	报告时间
皮质醇（COR）	红头管静脉血3~5 mL	减低:见于肾上腺皮质功能减退症、Graves病、家族性皮质醇结合球蛋白缺陷症等。服用某些药物如苯妥英钠、对氨基水杨酸钠时也会减低,严重肝病、肾病和低蛋白血症时也会减低	血清/血浆下午4—8点:64~327 nmol/L24小时尿液:100~379 nmol	3小时
促肾上腺皮质激素（ACTH）	紫头管静脉血3~5 mL	增高:见于垂体细胞瘤、异源性肾上腺皮质功能分泌综合征、原发性肾上腺皮质功能减退症、Nelson综合征、各种应激反应等。减低:见于垂体或鞍旁肿瘤,垂体前叶受损(如席汉综合征),肾上腺皮质肿瘤等	上午7—10点:7.2~63.3 pg/mL	
血浆肾素（PRA）	特殊专用试管	增高:见于继发性醛固酮增多症、肾球旁细胞瘤、异位内分泌肿瘤、单侧肾动脉狭窄等。减低:见于先天性肾上腺增生症、使用某些药物等	1.0~2.5 μg/(L·h)	
血管紧张素Ⅰ（AT-Ⅰ）		增高:见于继发性醛固酮增多症、肾功能减退症、肾炎、充血性心力衰竭、肾血管瘤、分泌肾素的肾球旁器增生症、嗜铬细胞瘤、肝硬化等。减低:见于原发性高血压、特发性或假性醛固酮增多症、肾上腺癌、皮质醇增多症、激素合成缺陷等	血浆11~88 ng/L	

续表

检验项目	标本要求	主要临床意义	正常参考范围	报告时间
血管紧张素Ⅱ（AT-Ⅱ）	特殊专用试管	增高:见于 Bartter 综合征、肾血管瘤、单侧肾动脉狭窄、肾球旁细胞瘤、Desmit 综合征、出血、肾上腺功能减退症、使用利尿剂所致血容量减少、口服避孕药、充血性心力衰竭、嗜铬细胞瘤、肝硬化、肾病等。 减低:见于原发性高血压	血浆: 10～30 ng/L	3 小时
醛固酮（ALD）		增高:见于醛固酮增多症、妊娠及应用雌激素等。 减低:见于醛固酮减少症、肾上腺皮质功能减退症等	卧位: 10～160 pg/mL 站立位: 40～310 pg/mL	
肾上腺素（E）	紫头管静脉血3～5 mL	增高:见于持续刺激神经系统、精神紧张、寒冷、长期使用利血平等药物、嗜铬细胞瘤等	<480 pmol/L	
去甲肾上腺素(NE)		增高:见于持续刺激神经系统、精神紧张、寒冷、长期使用利血平等药物、嗜铬细胞瘤等	615～3240 pmol/L	
17-羟皮质类固醇(17-OHCS)	尿液	增高:见于肾上腺皮质功能亢进症、肾上腺皮质增生症、肾上腺皮脂瘤、甲状腺功能亢进症、肥胖症等。 减低:见于肾上腺皮质功能不全(如艾迪生病)。某些慢性疾病如肝病、结核病时也会减低	男性: 13.8～41.4 μmol/24 h (5～15 mg/24 h) 女性: 11～27.6 μmol/24 h (4～10 mg/24 h)	

续表

检验项目	标本要求	主要临床意义	正常参考范围	报告时间
17-酮类固醇（17-KS）	尿液	增高:见于睾丸肿瘤、肾上腺增生、肾上腺癌、库欣综合征、女性多毛症、促性腺激素及甲吡酮等药物治疗时等。 减低:见于以下情形。 ①男性原发性性腺功能减退症、继发性性腺功能减退症,女性垂体性肾上腺功能减退症等。 ②某些慢性疾病如肝病、结核病、糖尿病等。 ③使用皮质类固醇、雌激素、避孕药、吗啡、地塞米松等药物时	男性:8~12 mg/24 h 女性:6~9 mg/24 h	3小时
香草扁桃酸（VMA）		增高:见于以下情形。 ①嗜铬细胞瘤。 ②神经母细胞瘤和交感神经节细胞瘤。 ③某些严重疾病如呼吸功能不全、休克、恶性肿瘤。 减低:见于家族性自主神经功能失调	24.98~70.2 μmol/24 h	

五、肿瘤标志物检验

肿瘤标志物检验项目及临床意义见表2-24。

表 2-24 肿瘤标志物检验项目及临床意义

检验项目	标本要求	主要临床意义	正常参考范围	报告时间
甲胎蛋白（AFP）	红头管静脉血3～5 mL	甲胎蛋白是原发性肝癌的特异性指标。 增高：见于原发性肝癌、睾丸癌、卵巢癌、畸胎瘤、胃癌、胰腺癌、结肠癌等。病毒性肝炎及肝硬化时也会轻度增高	0～20 ng/mL	3小时
癌胚抗原（CEA）		癌胚抗原是广谱肿瘤标志物,特异性不强。 增高：见于以下情形。 ①结肠癌、直肠癌、胃癌、胰腺癌、肺癌、肝癌、乳腺癌等。 ②其他良性疾病如肠道炎症、结肠息肉、肾功能不全、肝硬化、慢性肝炎、妊娠、吸烟等	0～10 ng/mL	
总前列腺特异性抗原(TPSA)		前列腺癌的特异性标志物。前列腺炎症及前列腺肥大时也可轻度增高	0～4 ng/mL	
游离前列腺特异性抗原（fPSA）		前列腺癌的特异性标志物。前列腺炎症及前列腺肥大时也可轻度增高	0～0.77 ng/mL	
fPSA/TPSA		研究结果表明,fPSA/TPSA＜10％时,前列腺癌可能性大；fPSA/TPSA＞25％时,提示前列腺增生或良性病变	＞10％	

检验项目	标本要求	主要临床意义	正常参考范围	报告时间
糖类抗原125（CA125）	红头管静脉血3~5 mL	用于卵巢癌的诊断、鉴别诊断和治疗效果监测。其他恶性肿瘤如乳腺癌、胰腺癌、肝癌、胃癌、肺癌、胆管癌、子宫内膜癌、直肠癌等时也会增高。某些妇科良性疾病如子宫内膜异位症、盆腔炎、卵巢囊肿及肝硬化、胰腺炎时，CA125有不同程度的增高	0~35 U/mL	3小时
糖类抗原19-9（CA19-9）		用于胰腺癌、结肠癌、胆管癌的辅助诊断、治疗效果观察及用作肿瘤复发的检验指标	0~35 U/mL	
糖类抗原15-3（CA15-3）		①主要用作乳腺癌的标志物。但其在早期乳腺癌患者中阳性率仅为20%~30%，在转移性乳腺癌中阳性率可达60%~80%。②其他恶性肿瘤如肺癌、原发性肝癌、胰腺癌、结肠癌、卵巢癌、子宫癌时，CA15-3水平也会增高	0~23 U/mL	
糖类抗原72-4（CA72-4）		主要用作胃、肠道和卵巢肿瘤的标志物。与CA125联合检验，可提高卵巢癌的检出率	0~6.9 U/mL	
糖类抗原50（CA50）		增高：见于以下情形。①胰腺癌、直肠癌、结肠癌、胆管及胆囊癌、原发性肝癌等。②某些良性疾病如胰腺炎、肺炎、结肠炎，CA50水平会出现一过性升高，随着炎症好转CA50水平逐渐下降	<23 U/mL	

检验项目	标本要求	主要临床意义	正常参考范围	报告时间
糖类抗原242（CA242）	红头管静脉血3～5 mL	增高：见于胰腺癌、结肠癌、直肠癌等。 灵敏度高于CA19-9，与CEA、CA19-9联合检验，能提高对胰腺癌、结肠癌、直肠癌诊断的灵敏度和特异性	＜12 U/mL	3小时
人附睾蛋白4（HE4）		卵巢癌标志物，用于卵巢癌的早期诊断、鉴别诊断、疗效观察及复发转移的监测。与CA125联合检验，可进一步提高肿瘤诊断的灵敏度和特异性	0～140pmol/L	
神经元特异性烯醇化酶（NSE）		小细胞肺癌的特异性标志物，可用于小细胞肺癌与非小细胞肺癌的鉴别诊断。神经内分泌系统肿瘤、神经母细胞瘤、黑色素瘤、甲状腺髓样癌时也会增高	0～16.3ng/mL	
细胞角蛋白19片段抗原21-1（CYFRA21-1）		非小细胞肺癌等肿瘤的首选标志物。50%～70%的肺癌患者血清CYFRA21-1会增高，对肺癌的诊断、治疗和随访有重要的临床意义	0～3.3ng/mL	
鳞状细胞癌相关抗原（SCC）		鳞状上皮癌的标志物，用于鳞状上皮癌的辅助诊断和疗效监测，特异性较高。 ①显著增高应怀疑鳞状上皮癌。 ②增高还见于宫颈扁平上皮细胞癌、肺扁平上皮细胞癌、食管癌、膀胱癌等	0～1.5μg/L	

续表

检验项目	标本要求	主要临床意义	正常参考范围	报告时间
岩藻糖苷酶（AFU）	红头管静脉血 3～5 mL	用于原发性肝癌的诊断、疗效观察和术后监测，与 AFP 联合检验，能提高原发性肝癌的检出率。孕妇随孕周增加，AFU 活性会增高	0～40 U/L	3 小时
组织多肽抗原（TPA）		增高：见于膀胱癌、前列腺癌、乳腺癌、卵巢癌和消化道肿瘤。也可用于肝癌与胆管癌的鉴别诊断	0～1 ng/mL	
铁蛋白（FER）		增高：见于肺癌、胰腺癌、胆管癌、结直肠癌、卵巢癌等。某些良性疾病如肝炎、心肌梗死、各种原因所致含铁血黄素沉着等，都会使铁蛋白水平增高	男性：30～400 ng/mL 女性：13～150 ng/mL	

六、免疫球蛋白检验

免疫球蛋白检验项目及临床意义见表 2-25。

表 2-25　免疫球蛋白检验项目及临床意义

检验项目	标本要求	主要临床意义	正常参考范围	报告时间
免疫球蛋白 IgG（IgG）	绿头管/红头管/黄头管静脉血 3～5 mL	增高：见于 IgA 型多发性骨髓瘤、肝硬化、系统性红斑狼疮、类风湿关节炎等。降低：见于自身免疫性疾病、继发性免疫缺陷等	新生儿：(9.7±4.0) g/L 成人：(12.87±1.35) g/L	2 小时

续表

检验项目	标本要求	主要临床意义	正常参考范围	报告时间
免疫球蛋白 IgM（IgM）		增高：见于系统性红斑狼疮、慢性活动性肝炎等。 降低：见于免疫缺陷综合征、重链病、轻链病等	成人：（1.08±0.24）g/L	
免疫球蛋白 IgA（IgA）	绿头管/红头管/黄头管静脉血 3～5 mL	增高：见于巨球蛋白血症、类风湿关节炎、多发性骨髓瘤、肝脏疾病、冷凝集素综合征、疟疾等。 降低：见于原发性丙种球蛋白血症、蛋白丢失、胃肠病、烧伤、联合免疫缺陷病等	成人：（2.35±0.34）g/L	2小时
补体 C3（C3）		增高：见于组织损伤、炎症、感染、胆道梗阻等。 降低：见于脂肪代谢障碍、肾炎、类风湿关节炎等	0.79～1.52 g/L	
补体 C4（C4）		增高：见于硬皮病、皮肌炎、感染、各种恶性肿瘤等。 降低：见于遗传性血管神经性水肿、类风湿关节炎等	0.16～0.38 g/L	

七、风湿性疾病检验

风湿性疾病检验项目及临床意义见表 2-26。

表 2-26　风湿性疾病检验项目及临床意义

检验项目	标本要求	主要临床意义	正常参考范围	报告时间
抗链球菌溶血素O（ASO）	红头管静脉血3～5 mL	阳性/增高:见于以下情形。 ①溶血性链球菌感染:猩红热、风湿性心脏病、风湿性关节炎、急性肾小球肾炎、扁桃体炎、丹毒、产褥热、链球菌性咽炎等。 ②少数非溶血性链球菌感染:病毒性肝炎、肾病综合征、结核病、结缔组织病、亚急性感染性心内膜炎等。 ③其他:多发性骨髓瘤、巨球蛋白血症、高胆固醇血症等	0～160 IU/mL	3小时
类风湿因子(RF)		①类风湿关节炎的诊断标准之一,类风湿关节炎患者阳性率为70%～90%。 ②阳性还见于干燥综合征、混合性结缔组织病、硬皮病、皮肌炎、慢性活动性肝炎、全身性红斑狼疮等多种疾病。 ③健康人群中 RF 阳性率约5%,70 岁以上的人群阳性率为10%～25%	0～30 U/mL	
红细胞沉降率（ESR）	红细胞沉降率专用管(黑头管)静脉血1.6 mL	ESR 加快:见于以下情形。 ①急性炎症如急性细菌感染、风湿病活动期、结核病活动期、风湿热活动期、艾滋病感染等。 ②组织损伤如严重创伤、大手术后、心肌梗死等。 ③恶性肿瘤。 ④自身免疫性疾病。	男性:0～15 mm/h女性:0～20 mm/h	

检验项目	标本要求	主要临床意义	正常参考范围	报告时间
红细胞沉降率（ESR）	红细胞沉降率专用管（黑头管）静脉血 1.6 mL	⑤高球蛋白血症如多发性骨髓瘤、巨球蛋白血症、系统性红斑狼疮、肝硬化、慢性肾炎、免疫球蛋白增高症等。⑥高胆固醇血症如动脉粥样硬化、糖尿病等。⑦各种贫血。⑧退行性病变。减慢：见于真性红细胞增多症、低纤维蛋白血症、红细胞形态异常、充血性心力衰竭、DIC 晚期等	男性：0～15 mm/h 女性：0～20 mm/h	3 小时
抗CCP抗体（Anti-CCP）	红头管静脉血 3～5 mL	对类风湿关节炎具有较高的特异性和灵敏度。早期患者阳性率可达80%，特异性为96%	0～35 U/mL	
抗角蛋白抗体（AKA）		类风湿关节炎临床诊断的特异性指标。其他类型风湿病中阳性率较低	阴性	
抗RA33抗体（Anti-RA33）		诊断类风湿关节炎较为特异的抗体，而且与分子量33 KD的核酸蛋白发生反应，因此命名为抗RA33抗体		

八、优生优育相关检验

优生优育相关检验项目及临床意义见表2-27。

表 2-27　优生优育相关检验项目及临床意义

检验项目	标本要求	主要临床意义	正常参考范围	报告时间
叶酸	红头管静脉血 3～5 mL	用于巨幼细胞贫血的辅助诊断及孕妇叶酸水平监测	女性：4.6～34.8 ng/mL	3 小时
维生素 B_{12} （VitB_{12}）		用于巨幼细胞贫血的辅助诊断及孕妇维生素 B_{12} 水平监测	女性：211～946 pg/mL	
铁蛋白 （FER）		增高：见于溶血性贫血、再生障碍性贫血、多次输血、肝炎、原发性肝癌等。减低：见于缺铁性贫血、铁供应不足等	女性 17～60 岁：13～150 ng/mL 男性 20～60 岁：30～400 ng/mL	
转铁蛋白 （TRF）	绿头管/红头管/黄头管静脉血 3～5 mL	增高：见于缺铁性贫血、妊娠，也可见于反复出血、口服避孕药等。降低：见于遗传性转铁蛋白缺乏症、肝病综合征、肝硬化、原发性肝癌、肾病综合征、尿毒症、恶性肿瘤、再生障碍性贫血、系统性红斑狼疮等	2.0～3.6 g/L	
唐氏筛查	红头管静脉血 3～5 mL	适用于对妊娠第 14～21 周的胎儿进行 21-三体综合征（唐氏综合征）、18-三体综合征（爱德华综合征）、13-三体综合征（神经管缺陷）的初步筛查。如需确诊，应进行羊水染色体检查及无创产前 DNA 检查	21-三体综合征风险率为 1∶270；18-三体综合征风险率为 1∶350；	

检验项目	标本要求	主要临床意义	正常参考范围	报告时间
唐氏筛查	红头管静脉血3～5 mL		开放性神经管缺陷风险率为<2.53小时；母龄风险为<35周岁	3小时
无创产前DNA检查（胎儿非整倍体基因检查）	特殊专用试管	仅需采取孕妇静脉血,利用新一代DNA测序技术,对母体外周血浆中的游离DNA片段(包含胎儿游离DNA)进行测序,可以从中得到胎儿的遗传信息,从而准确检查胎儿是否患有唐氏综合征(T21)、爱德华综合征(T18)、神经管缺陷(T13)三大染色体疾病	21号染色体：−3～+3 18号染色体：−3～+3 13号染色体：−3～+3	10个工作日(有资质的医院及实验室检查)
甲状腺功能筛查	红头管静脉血3～5 mL	检查孕妇甲状腺功能,以确定是否需要对孕妇进行干预治疗。①孕妇甲状腺功能亢进症:如果孕患甲状腺功能亢进症,会造成流产、早产、胎盘早剥、胎儿宫内生长迟缓、死胎等风险,同时孕妇自身也有可能出现先兆子痫、充血性心力衰竭,甚至甲状腺危象等。②甲状腺功能减退症:孕患甲状腺功能减退症,甲状腺激素分泌不足。若轻度缺乏,会影响胎儿的智力发育;若严重缺乏,胎儿会出现智力低下、痴呆、步态不稳、听力障碍等,即呆小病患儿	TSH：0.27～4.20 μIU/mL Anti-TPO：0～34.0 IU/mL FT4：12.0～22.0 pmol/L	3小时

检验项目	标本要求	主要临床意义	正常参考范围	报告时间
血红蛋白(Hb)电泳分析	紫头管静脉血3~5 mL	诊断血红蛋白病的重要手段,适用于地中海贫血及其他血红蛋白病的诊断,在地中海贫血的筛查中也起到非常重要的作用。 ①β-地中海贫血。 a.轻型地中海贫血:血红蛋白A2(HbA2)轻度升高,大多占4%~8%。 b.中间型地中海贫血:血红蛋白A(HbA)、HbA2缺如,血红蛋白F(HbF)可占10%。 c.重型地中海贫血:HbF占30%~90%,HbA占比多低于40%甚至为0。 ②α-地中海贫血。 a.标准型α-地中海贫血:新生儿期HbBart占比可达5%~15%,几个月后消失。经煌焦油蓝染色液温育后,少数红细胞内有H包涵体。血红蛋白电泳无异常发现。 b.血红蛋白H(HbH)病:HbH在pH 8.6或8.8条件下电泳时,向阳极方向移动,速度快于HbA;在pH 6.5条件下电泳时,仍向阳极方向移动。 c.HbBart胎儿水肿综合征:HbBart占80%~100%,可有少量HbH。HbA、HbA2及HbF均缺如。 ③血红蛋白病:引起临床注意的异常Hb有四种,分别是血红蛋白S(HbS)、血红蛋白C(HbC)、血红蛋白E(HbE)和血红蛋白D(HbD)。	HbA:96.8%~97.8% HbA2:2.2%~3.2% HbF:0~2%	周四下午3点

检验项目	标本要求	主要临床意义	正常参考范围	报告时间
血红蛋白（Hb）电泳分析	紫头管静脉血3～5 mL	a. HbS：在碱性缓冲条件下HbS 的条带位于 HbA 和 HbA2 片段之间。 b. HbC：在碱性缓冲条件下HbC、HbE 和 HbA2 的条带重叠在一起。若这一片段占比高于15%，应怀疑有 HbC 和 HbE 的异常。 c. HbE：与 HbC 不同的是，HbE 在酸性凝胶电泳中不与HbA2 分离。 d. HbD：在碱性缓冲条件下，HbD 和 HbS 的条带重叠在一起，但 HbD 在酸性凝胶电泳中不与 HbA2 分离	HbA：96.8%～97.8% HbA2：2.2%～3.2% HbF：0～2%	周四下午3点
TORCH8 项	绿头管/红头管/黄头管静脉血3～5 mL	①抗弓形虫抗体：抗弓形虫IgM 抗体阳性提示近期感染，IgG 抗体阳性提示既往感染。 ②抗风疹病毒抗体：抗风疹毒 IgM 抗体阳性提示急性期感染，IgG 抗体阳性提示既往感染。 ③抗巨细胞病毒抗体：抗巨细胞病毒 IgM 抗体阳性提示有急性期感染或感染活动期，也可用于对献血者及移植器官供体的筛选。IgG 抗体阳性对既往感染和流行病学调查有意义。 ④抗单纯疱疹病毒抗体：人群中单纯疱疹病毒感染较普遍。IgM 抗体阳性提示近期感染。孕妇 IgM 抗体阳性时，应结合临床，不能以此作为终止妊娠的依据。IgG 抗体阳性提示既往感染，临床意义不大	阴性	周一、周三、周五下午3点

续表

检验项目	标本要求	主要临床意义	正常参考范围	报告时间
微量元素6项	绿头管静脉血3～5 mL	①血清铜。 增高:见于口服避孕药、雌激素治疗、霍奇金淋巴瘤、白血病、巨幼细胞贫血、再生障碍性贫血、风湿热等。 减低:见于肝豆状核变性、烧伤、缺铁性贫血、营养不良、慢性缺血性心脏病等。 ②血清锌。 增高:见于工业污染引起的急性锌中毒、甲状腺功能亢进症、肾上腺皮质功能减退症、真性红细胞增多症、嗜酸性粒细胞增多症、高血压等。 减低:见于酒精性肝硬化、肺癌、心肌梗死、慢性感染、营养不良、恶性贫血、胃肠吸收障碍、妊娠、肾病综合征等。儿童缺锌可出现嗜睡、生长迟缓、厌食、男性性腺发育不全等。 ③血清铅:铅是对人体有神经毒性作用的重金属,可引起以神经、消化、造血系统障碍为主的全身性疾病,婴幼儿铅中毒的危害程度大于成人,可伴有某些临床症状如腹痛、便秘、贫血、多动、易冲动等。当血铅浓度≥700 μg/L时,可出现昏迷、惊厥等铅中毒性脑病表现。	铅: 0～100 μg/L (0～12岁) 0～200μg/L (12～100岁) 铜: 8.51～39.3 μmol/L 锌: 38.38～170 μmol/L (年龄不同参考范围不同) 钙: 1.55～2.30 mmol/L 镁: 1.24～1.79 mmol/L (0～17岁) 1.12～2.16 mmol/L (17～100岁) 铁: 6.52～11.82 mmol/L	周二、周五下午3点

检验项目	标本要求	主要临床意义	正常参考范围	报告时间
微量元素6项	绿头管静脉血3～5 mL	④血清钙。 增高:见于肾脏疾病(急慢性肾衰竭)、内分泌疾病(甲状腺功能减退症、甲状旁腺功能减退症、艾迪生病和糖尿病昏迷)、多发性骨髓瘤、严重脱水等。 减低:见于呕吐、慢性腹泻、消化吸收不良、甲状旁腺功能亢进症、原发性醛固酮症、糖尿病酮症酸中毒等。 ⑤血清镁。 增高:见于肾脏疾病(急慢性肾衰竭)、内分泌疾病(甲状腺功能减退症、甲状旁腺功能减退症、艾迪生病和糖尿病昏迷)、多发性骨髓瘤、严重脱水等。 减低:见于呕吐、慢性腹泻、消化吸收不良、甲状旁腺功能亢进症、原发性醛固酮症、糖尿病酮症酸中毒等。 ⑥血清铁。 增高:见于红细胞破坏增多、红细胞再生或成熟障碍等。 减低:见于以下情形。 a.铁摄入不足:食物中缺铁、营养不良、胃肠道疾病、慢性腹泻等,铁摄入不足可引起缺铁性贫血。 b.铁丢失过多:长期慢性失血(阴道出血、长期胃溃疡、胃肠道出血等)。	铅: 0～100 μg/L (0～12 岁) 0～200μg/L (12～100 岁) 铜: 8.51～39.3 μmol/L 锌: 38.38～170 μmol/L (年龄不同参考范围不同) 钙: 1.55～2.30 mmol/L 镁: 1.24～1.79 mmol/L (0～17 岁) 1.12～2.16 mmol/L (17～100 岁) 铁: 6.52～11.82 mmol/L	周二、周五下午3点

续表

检验项目	标本要求	主要临床意义	正常参考范围	报告时间
微量元素6项	绿头管静脉血3～5 mL	c. 生理性降低:女性的月经期、妊娠期,婴儿的生长期,铁的需要增加,未及时补充。 d. 其他疾病:急慢性感染、尿毒症、恶病质、恶性肿瘤等	—	周二、周五下午3点
新生儿溶血病筛查	紫头管静脉血3～5 mL	新生儿溶血病的相关诊断。 ①新生儿红细胞或血清中检查出与自身血型不合,来自母亲的 IgG 型抗 A、抗 B 抗体,表明新生儿易患新生儿溶血病。 ②新生儿胆红素检验:可作为反映新生儿溶血病严重程度的指标之一,以便决定是否进行换血治疗或光照治疗	新生儿红细胞或血清游离抗体:阴性; 新生儿胆红素:出生后 24 小时内<102 μmol/L; 出生后 48 小时内<128 μmol/L; 出生后 3～7 天<102 μmol/L	周一至周六下午3点
孕妇抗 A或抗 B滴度	红头管静脉血3～5 mL	对怀疑有可能发生新生儿溶血病的妇女进行孕前和产前检查。当母亲血清中 IgG 型抗 A 或抗 B 抗体效价≥1∶64 时,与母亲血型不合的胎儿可能发生新生儿溶血病	IgG 型抗 A或抗 B 效价<1∶64	周三下午3点

九、不孕不育相关检验

不孕不育相关检验项目及临床意义见表2-28。

表 2-28　不孕不育相关检验项目及临床意义

检验项目	标本要求	主要临床意义	正常参考范围	报告时间
抗子宫内膜抗体 IgG/IgM	红头管静脉血 3～5 mL	子宫内膜异位症的标志物抗体,见于子宫内膜异位症、不孕与流产,少数正常生育女性也有低水平抗子宫内膜抗体存在	阴性	周二、周四下午 3 点
抗卵巢抗体 IgG/IgM		阳性见于卵巢早衰、早绝经、不孕症、卵巢损伤、炎症及感染		
抗滋养层细胞抗体 IgG/IgM		阳性见于不明原因的反复流产		
抗透明带抗体 IgG/IgM		阳性见于不孕症及卵巢早衰		
抗精子抗体 IgG/IgM		阳性即血清、精浆或宫颈黏液中存在精子抗体,可导致不育症。抗精子抗体可降低精子存活率与活动率、增高精子畸形率、延长液化时间、抑制卵细胞透明带及放射冠的分散,也可作用于胚胎而导致胚胎被吸收或流产		
抗心磷脂抗体 IgG/IgM		阳性见于各种自身免疫性疾病、某些恶性肿瘤、感染性疾病、反复自然流产、血栓形成、血小板减少症等。70%未经治疗的孕妇可发生自然流产或死胎		

检验项目	标本要求	主要临床意义	正常参考范围	报告时间
抗人绒毛膜促性腺激素(HCG)抗体 IgG/IgM	红头管静脉血3～5 mL	HCG 刺激母体产生的抗 HCG 抗体,正常女性抗 HCG 抗体为阴性;用于先兆流产、绒毛膜上皮癌、葡萄胎、宫外孕的辅助诊断	阴性	周二、周四下午3点

第四节　临床微生物检验系列

一、微生物相关检验

微生物相关检验项目及临床意义见表2-29。

表 2-29　微生物相关检验项目及临床意义

检验项目	标本要求	主要临床意义	正常参考范围	报告时间
常规细菌涂片及染色	各类标本	有无致病性细菌、真菌及其他病原微生物	未检出细菌及真菌	1小时
血培养及骨髓培养	血液或骨髓	①血培养是诊断血液细菌感染的主要手段,在菌血症或败血症的诊断和指导抗生素合理使用中具有重要意义。②血培养及骨髓培养中常见的革兰氏阳性菌有葡萄球菌、草绿色链球菌、肺炎链球菌、无乳链球菌、化脓性链球菌、粪肠球菌等。革兰氏阴性菌有大肠埃希菌、肺炎克雷伯菌、不动杆菌、铜绿假单胞菌、肠杆菌、沙门菌、脑膜炎球菌、流感嗜血杆菌、产气荚膜杆菌、白色念珠菌等。	无菌生长	3～5天

检验项目	标本要求	主要临床意义	正常参考范围	报告时间
血培养及骨髓培养	血液或骨髓	③采血时间应为患者使用抗生素前、寒战前或发热初期。采血量为血培养瓶的 1/10,一般为 10～15 mL。建议采集双份血液,同时进行常规血培养和厌氧菌血培养,可提高培养阳性率。 ④患者多次血培养阴性仍高热不退或血液感染症状明显,不能明确感染来源时,应考虑采集骨髓标本培养,可以提高阳性率	无菌生长	
痰培养	新鲜深部晨痰、诱导或吸出痰、支气管肺泡灌洗液	①从呼吸道感染的分泌物中可分离出的致病菌有 A 群链球菌、流感嗜血杆菌、肺炎链球菌、金黄色葡萄球菌、铜绿假单胞菌、肺炎克雷伯菌、卡他莫拉菌、肺炎支原体、肺炎衣原体、化脓性链球菌、结核分枝杆菌、嗜肺军团菌等。 ②长期使用广谱抗生素及激素的患者易发生真菌性肺部感染	正常菌群生长	3～5天
脓液及伤口分泌物培养	脓液及伤口分泌物	①正常皮肤因烧伤、创伤、外科手术、虫咬、动物抓咬等原因使皮肤完整性受到破坏,体表的正常菌群可引起皮肤及软组织感染。 ②从脓液、伤口分泌物中分离出的致病菌有金黄色葡萄球菌、化脓性链球菌、凝固酶阴性的葡萄球菌、溶血性链球菌、厌氧芽孢杆菌、布鲁氏菌病、巴斯德菌、肺炎克雷伯菌、大肠埃希菌、耶尔森菌、酵母样真菌等	无菌生长	

检验项目	标本要求	主要临床意义	正常参考范围	报告时间
胸腹水培养	无菌采集胸腹水	从胸腹水中分离出的致病菌有金黄色葡萄球菌、A群链球菌、肺炎链球菌、草绿色链球菌、粪肠球菌、厌氧链球菌、结核分枝杆菌、大肠埃希菌、产气肠杆菌、肺炎克雷伯菌、产碱杆菌、铜绿假单胞菌、不动杆菌、白色念珠菌、近平滑念珠菌等	无菌生长	3～5天
胆汁培养	无菌采取胆汁	从胆道、胆囊细菌感染的胆汁中可分离出致病菌如伤寒沙门菌,可对伤寒病做出诊断,用于筛选适当的抗菌药物,指导临床用药		
脑脊液培养	无菌采取脑脊液	①从脑脊液中分离出致病菌,提示中枢神经系统感染,虽然发生率低,但死亡率高,或引起严重的后遗症。中枢神经系统感染主要为脑膜炎、脑炎、脑脓肿。 ②脑脊液中常见的致病菌有脑膜炎球菌、B群链球菌、李斯特菌、大肠埃希菌、流感嗜血杆菌、肺炎肠球菌等。脑外伤或开颅手术后感染的致病菌有凝固酶阴性的葡萄球菌、金黄色葡萄球菌、肺炎克雷伯菌、铜绿假单胞菌、鲍曼不动杆菌等。新型隐球菌是引起真菌性脑膜炎最常见的病原性真菌		
前列腺液培养	无菌采集前列腺液	从前列腺液中分离出致病菌,鉴别前列腺感染的致病菌,筛选适当的治疗药物,指导临床用药		

检验项目	标本要求	主要临床意义	正常参考范围	报告时间
尿培养	中段尿或导尿	①尿道、膀胱、前列腺、输尿管、肾盂发生细菌感染时,从尿液中可分离出致病菌。通常是自身的常居菌从尿道上行引起的内源性感染。②主要的致病菌有大肠埃希菌、奇异变形杆菌、阴沟肠杆菌、腐生葡萄球菌、肠球菌、肺炎克雷伯菌、铜绿假单胞菌、产气肠杆菌、淋病奈瑟球菌等	无菌生长	3～5天
粪便培养	新鲜粪便	①粪便中常见的致病菌有志贺菌、沙门菌、霍乱弧菌、大肠埃希菌、弯曲菌、耶尔森菌、幽门螺杆菌、葡萄球菌、蜡样芽孢杆菌、产气荚膜杆菌等。②长期使用广谱抗生素引起的真菌性腹泻患者粪便中,可检出酵母样真菌。婴幼儿腹泻以轮状病毒为主	未检出志贺菌、沙门菌及其他致病菌	
抗生素敏感试验	各种标本病原菌	①敏感:表示对被测细菌引起的感染,除禁忌证外,可用该抗生素常用剂量而达到治疗目的。②中介:表示对被测细菌,通过加大药物剂量或提高感染局部药物浓度可发挥临床疗效。中介是指介于敏感与耐药之间的缓冲域。③耐药:表示对被测细菌,抗生素不能起到抑制作用,且不管其剂量大小或细菌所在部位	—	

第三章 常用临床检验项目组合

检验项目组合是指根据临床诊疗的实际需要,为提高疾病的阳性检出率,选择性地将与某一类疾病或某一器官相关的检验项目组合在一起,形成一个固定的检验套餐。如肝功能系列、肾功能系列、血脂系列、心肌标志物系列等。科学合理的检验项目组合既能向临床提供全面的检验信息,提高疾病的阳性检出率,又可方便临床医生开具检验申请单,提高工作效率。

第一节 临床化学类检验项目组合

一、门诊肝功能全套(13 项)

门诊肝功能全套检验项目见表 3-1。

表 3-1 门诊肝功能全套检验项目

项目序号	项目中文名称	项目英文缩写	使 用 试 管
1	谷丙转氨酶	GPT 或 ALT	
2	谷草转氨酶	GOT 或 AST	
3	碱性磷酸酶	ALP	
4	γ-谷氨酰转移酶	GGT	
5	总蛋白	TP	
6	白蛋白	ALB	肝素管(绿头管)
7	球蛋白	GLO	分离胶管(黄头管)
8	白球比	A/G	普通管(红头管)
9	总胆红素	T-BIL	
10	直接胆红素	D-BIL	
11	间接胆红素	I-BIL	
12	总胆汁酸	TBA	
13	岩藻糖苷酶	AFU	

二、门诊肾功能全套(5 项)

门诊肾功能全套检验项目见表 3-2。

表 3-2　门诊肾功能全套检验项目

项目序号	项目中文名称	项目英文缩写	使 用 试 管
1	尿素	UREA	肝素管(绿头管) 分离胶管(黄头管) 普通管(红头管)
2	肌酐	CREA	
3	尿酸	UA	
4	二氧化碳	CO_2	
5	β2-微球蛋白	β2-MG	

三、门诊血脂全套(7 项)

门诊血脂全套检验项目见表 3-3。

表 3-3　门诊血脂全套检验项目

项目序号	项目中文名称	项目英文缩写	使 用 试 管
1	甘油三酯	TG	肝素管(绿头管) 分离胶管(黄头管) 普通管(红头管)
2	总胆固醇	TC	
3	高密度脂蛋白胆固醇	HDL-C	
4	低密度脂蛋白胆固醇	LDL-C	
5	载脂蛋白 A I	ApoA I	
6	载脂蛋白 B	ApoB	
7	脂蛋白(a)	LP(a)	

四、门诊体检生化全套(30 项)

门诊体检生化全套检验项目见表 3-4。

表 3-4 门诊体检生化全套检验项目

项目序号	项目中文名称	项目英文缩写	使 用 试 管
1	谷丙转氨酶	GPT 或 ALT	
2	谷草转氨酶	GOT 或 AST	
3	碱性磷酸酶	ALP	
4	γ-谷氨酰转移酶	GGT	
5	腺苷脱氨酶	ADA	
6	总蛋白	TP	
7	白蛋白	ALB	
8	球蛋白	GLO	
9	白球比	A/G	
10	总胆红素	T-BIL	
11	直接胆红素	D-BIL	
12	间接胆红素	I-BIL	
13	总胆汁酸	TBA	肝素管(绿头管)
14	尿素	UREA	分离胶管(黄头管)
15	肌酐	CREA	普通管(红头管)
16	尿酸	UA	
17	二氧化碳	CO_2	
18	β2-微球蛋白	β2-MG	
19	葡萄糖	GLU	
20	甘油三酯	TG	
21	总胆固醇	TC	
22	高密度脂蛋白胆固醇	HDL-C	
23	低密度脂蛋白胆固醇	LDL-C	
24	钾离子	K^+	
25	钠离子	Na^+	
26	氯离子	Cl^-	

项目序号	项目中文名称	项目英文缩写	使 用 试 管
27	钙离子	Ca^{2+}	
28	铁	Fe	肝素管(绿头管)
29	肌酸激酶	CK	分离胶管(黄头管)
30	乳酸脱氢酶	LDH	普通管(红头管)

五、外科生化全套(39 项)

外科生化全套检验项目见表 3-5。

表 3-5 外科生化全套检验项目

项目序号	项目中文名称	项目英文缩写	使 用 试 管
1	谷丙转氨酶	GPT 或 ALT	
2	谷草转氨酶	GOT 或 AST	
3	碱性磷酸酶	ALP	
4	γ-谷氨酰转移酶	GGT	
5	总蛋白	TP	
6	白蛋白	ALB	
7	球蛋白	GLO	
8	白球比	A/G	肝素管(绿头管)
9	总胆红素	T-BIL	分离胶管(黄头管)
10	直接胆红素	D-BIL	普通管(红头管)
11	间接胆红素	I-BIL	
12	总胆汁酸	TBA	
13	腺苷脱氨酶	ADA	
14	胆碱酯酶	CHE	
15	肌酸激酶	CK	
16	乳酸脱氢酶	LDH	
17	淀粉酶	AMY	

项目序号	项目中文名称	项目英文缩写	使 用 试 管
18	脂肪酶	LIP	
19	尿素	UREA	
20	肌酐	CREA	
21	尿酸	UA	
22	二氧化碳	CO_2	
23	半胱氨酸蛋白酶抑制剂 C	CYS-C	
24	β2-微球蛋白	β2-MG	
25	葡萄糖	GLU	
26	钾离子	K^+	
27	钠离子	Na^+	
28	氯离子	Cl^-	肝素管(绿头管)
29	钙离子	Ca^{2+}	分离胶管(黄头管)
30	离子钙	iCa	普通管(红头管)
31	镁离子	Mg^{2+}	
32	磷	P	
33	铁	Fe	
34	甘油三酯	TG	
35	总胆固醇	TC	
36	高密度脂蛋白胆固醇	HDL-C	
37	低密度脂蛋白胆固醇	LDL-C	
38	岩藻糖苷酶	AFU	
39	C 反应蛋白	CRP	

六、小生化组合全套(31 项)

小生化组合全套检验项目见表 3-6。

表3-6　小生化组合全套检验项目

项目序号	项目中文名称	项目英文缩写	使 用 试 管
1	谷丙转氨酶	GPT 或 ALT	
2	谷草转氨酶	GOT 或 AST	
3	碱性磷酸酶	ALP	
4	γ-谷氨酰转移酶	GGT	
5	总蛋白	TP	
6	白蛋白	ALB	
7	球蛋白	GLO	
8	白球比	A/G	
9	总胆红素	T-BIL	
10	直接胆红素	D-BIL	
11	间接胆红素	I-BIL	
12	总胆汁酸	TBA	
13	葡萄糖	GLU	肝素管(绿头管)
14	甘油三酯	TG	分离胶管(黄头管)
15	总胆固醇	TC	普通管(红头管)
16	高密度脂蛋白胆固醇	HDL-C	
17	低密度脂蛋白胆固醇	LDL-C	
18	淀粉酶	AMY	
19	尿素	UREA	
20	肌酐	CREA	
21	尿酸	UA	
22	二氧化碳	CO_2	
23	钾离子	K^+	
24	钠离子	Na^+	
25	氯离子	Cl^-	
26	钙离子	Ca^{2+}	

项目序号	项目中文名称	项目英文缩写	使 用 试 管
27	离子钙	iCa	
28	镁离子	Mg^{2+}	肝素管（绿头管）
29	磷	P	分离胶管（黄头管）
30	铁	Fe	普通管（红头管）
31	C反应蛋白	CRP	

七、儿科生化全套(29项)

儿科生化全套检验项目见表3-7。

表 3-7 儿科生化全套检验项目

项目序号	项目中文名称	项目英文缩写	使 用 试 管
1	谷丙转氨酶	GPT 或 ALT	
2	谷草转氨酶	GOT 或 AST	
3	碱性磷酸酶	ALP	
4	γ-谷氨酰转移酶	GGT	
5	总蛋白	TP	
6	白蛋白	ALB	
7	球蛋白	GLO	
8	白球比	A/G	肝素管（绿头管）
9	总胆红素	T-BIL	分离胶管（黄头管）
10	直接胆红素	D-BIL	普通管（红头管）
11	间接胆红素	I-BIL	
12	总胆汁酸	TBA	
13	葡萄糖	GLU	
14	肌酸激酶	CK	
15	乳酸脱氢酶	LDH	
16	肌红蛋白	Mb	

项目序号	项目中文名称	项目英文缩写	使 用 试 管
17	尿素	UREA	
18	肌酐	CREA	
19	尿酸	UA	
20	二氧化碳	CO_2	
21	钾离子	K^+	
22	钠离子	Na^+	肝素管(绿头管)
23	氯离子	Cl^-	分离胶管(黄头管)
24	钙离子	Ca^{2+}	普通管(红头管)
25	离子钙	iCa	
26	镁离子	Mg^{2+}	
27	磷	P	
28	铁	Fe	
29	C反应蛋白	CRP	

八、住院肝功能全套(12项)

住院肝功能全套(12项)检验项目见表3-8。

表3-8　住院肝功能全套(12项)检验项目

项目序号	项目中文名称	项目英文缩写	使 用 试 管
1	谷丙转氨酶	GPT 或 ALT	
2	谷草转氨酶	GOT 或 AST	
3	碱性磷酸酶	ALP	
4	γ-谷氨酰转移酶	GGT	肝素管(绿头管)
5	总蛋白	TP	分离胶管(黄头管)
6	白蛋白	ALB	普通管(红头管)
7	球蛋白	GLO	
8	白球比	A/G	

项目序号	项目中文名称	项目英文缩写	使 用 试 管
10	总胆红素	T-BIL	肝素管(绿头管)
11	直接胆红素	D-BIL	分离胶管(黄头管)
12	间接胆红素	I-BIL	普通管(红头管)

九、住院肝功能全套(17 项)

住院肝功能全套(17 项)检验项目见表 3-9。

表 3-9　住院肝功能全套(17 项)检验项目

项目序号	项目中文名称	项目英文缩写	使 用 试 管
1	谷丙转氨酶	GPT 或 ALT	
2	谷草转氨酶	GOT 或 AST	
3	碱性磷酸酶	ALP	
4	γ-谷氨酰转移酶	GGT	
5	总蛋白	TP	
6	白蛋白	ALB	
7	球蛋白	GLO	
8	白球比	A/G	肝素管(绿头管)
9	前白蛋白	PA	分离胶管(黄头管)
10	总胆红素	T-BIL	普通管(红头管)
11	直接胆红素	D-BIL	
12	间接胆红素	I-BIL	
13	总胆汁酸	TBA	
14	胆碱酯酶	CHE	
15	岩藻糖苷酶	AFU	
16	单胺氧化酶	MAO	
17	5-核苷酸酶	5-NT	

十、住院肾功能全套(4 项)

住院肾功能全套(4 项)检验项目见表 3-10。

表 3-10　住院肾功能全套(4 项)检验项目

项目序号	项目中文名称	项目英文缩写	使 用 试 管
1	尿素	UREA	肝素管(绿头管) 分离胶管(黄头管) 普通管(红头管)
2	肌酐	CREA	
3	尿酸	UA	
4	二氧化碳	CO_2	

十一、住院肾功能全套(7 项)

住院肾功能全套(7 项)检验项目见表 3-11。

表 3-11　住院肾功能全套(7 项)检验项目

项目序号	项目中文名称	项目英文缩写	使 用 试 管
1	尿素	UREA	肝素管(绿头管) 分离胶管(黄头管) 普通管(红头管)
2	肌酐	CREA	
3	尿酸	UA	
4	二氧化碳	CO_2	
5	半胱氨酸蛋白酶抑制剂 C	CYS-C	
6	β2-微球蛋白	β2-MG	
7	视黄醇结合蛋白	RBP	

十二、住院血脂全套(5 项)

住院血脂全套(5 项)检验项目见表 3-12。

表 3-12　住院血脂全套(5 项)检验项目

项目序号	项目中文名称	项目英文缩写	使 用 试 管
1	甘油三酯	TG	肝素管(绿头管) 分离胶管(黄头管) 普通管(红头管)
2	总胆固醇	TC	
3	高密度脂蛋白胆固醇	HDL-C	
4	低密度脂蛋白胆固醇	LDL-C	
5	脂蛋白(a)	LP(a)	

十三、住院血脂全套(8 项)

住院血脂全套(8 项)检验项目见表 3-13。

表 3-13　住院血脂全套(8 项)检验项目

项目序号	项目中文名称	项目英文缩写	使 用 试 管
1	甘油三酯	TG	肝素管(绿头管) 分离胶管(黄头管) 普通管(红头管)
2	总胆固醇	TC	
3	高密度脂蛋白胆固醇	HDL-C	
4	低密度脂蛋白胆固醇	LDL-C	
5	载脂蛋白 A I	ApoA I	
6	载脂蛋白 B	ApoB	
7	脂蛋白(a)	LP(a)	
8	同型半胱氨酸	HCY	

十四、心肌酶全套(5 项)

心肌酶全套检验项目见表 3-14。

表 3-14　心肌酶全套检验项目

项目序号	项目中文名称	项目英文缩写	使 用 试 管
1	肌酸激酶	CK	肝素管(绿头管) 分离胶管(黄头管) 普通管(红头管)
2	肌酸激酶同工酶	CK-MB	
3	乳酸脱氢酶	LDH	
4	谷草转氨酶	GOT 或 AST	
5	肌红蛋白	Mb	

十五、心肌梗死标志物(3 项)

心肌梗死标志物检验项目见表 3-15。

表 3-15 心肌梗死标志物检验项目

项目序号	项目中文名称	项目英文缩写	使 用 试 管
1	心肌肌钙蛋白	cTn	肝素管(绿头管)
2	肌红蛋白	Mb	分离胶管(黄头管)
3	肌酸激酶同工酶	CK-MB	普通管(红头管)

十六、风湿全套(5 项)

风湿全套检验项目见表 3-16。

表 3-16 风湿全套检验项目

项目序号	项目中文名称	项目英文缩写	使 用 试 管
1	抗链球菌溶血素 O	ASO	
2	类风湿因子	RF	肝素管(绿头管)
3	红细胞沉降率	ESR	分离胶管(黄头管)
4	C 反应蛋白	CRP	普通管(红头管)
5	抗环瓜氨酸肽抗体	Anti-CCP	

第二节 肿瘤标志物检验项目组合

一、肺癌标志物(5 项)

肺癌标志物检验项目见表 3-17。

表 3-17 肺癌标志物检验项目

项目序号	项目中文名称	项目英文缩写	使用试管
1	癌胚抗原	CEA	
2	糖类抗原 125	CA125	
3	神经元特异性烯醇化酶	NSE	普通管(红头管)
4	细胞角蛋白 19 片段抗原 21-1	CYFRA21-1	
5	鳞状细胞癌相关抗原	SCC	

二、胃癌标志物(4 项)

胃癌标志物检验项目见表 3-18。

表 3-18　胃癌标志物检验项目

项目序号	项目中文名称	项目英文缩写	使用试管
1	癌胚抗原	CEA	普通管（红头管）
2	糖类抗原 125	CA125	
3	糖类抗原 19-9	CA19-9	
4	糖类抗原 72-4	CA72-4	

三、食管癌标志物(3 项)

食管癌标志物检验项目见表 3-19。

表 3-19　食管癌标志物检验项目

项目序号	项目中文名称	项目英文缩写	使用试管
1	癌胚抗原	CEA	普通管（红头管）
2	糖类抗原 19-9	CA19-9	
3	鳞状细胞癌相关抗原	SCC	

四、结肠癌/直肠癌标志物(5 项)

结肠癌/直肠癌标志物检验项目见表 3-20。

表 3-20　结肠癌/直肠癌标志物检验项目

项目序号	项目中文名称	项目英文缩写	使用试管
1	癌胚抗原	CEA	普通管（红头管）
2	糖类抗原 19-9	CA19-9	
3	糖类抗原 125	CA125	
4	糖类抗原 242	CA242	
5	铁蛋白	FER	

五、原发性肝癌标志物(6 项)

原发性肝癌标志物检验项目见表 3-21。

表 3-21　原发性肝癌标志物检验项目

项目序号	项目中文名称	项目英文缩写	使用试管
1	甲胎蛋白	AFP	
2	癌胚抗原	CEA	
3	糖类抗原 19-9	CA19-9	普通管
4	糖类抗原 125	CA125	(红头管)
5	岩藻糖苷酶	AFU	
6	铁蛋白	FER	

六、胆管癌/胆囊癌标志物(2 项)

胆管癌/胆囊癌标志物检验项目见表 3-22。

表 3-22　胆管癌/胆囊癌标志物检验项目

项目序号	项目中文名称	项目英文缩写	使用试管
1	癌胚抗原	CEA	普通管
2	糖类抗原 19-9	CA19-9	(红头管)

七、乳腺癌标志物(4 项)

乳腺癌标志物检验项目见表 3-23。

表 3-23　乳腺癌标志物检验项目

项目序号	项目中文名称	项目英文缩写	使用试管
1	癌胚抗原	CEA	
2	糖类抗原 125	CA125	普通管
3	糖类抗原 15-3	CA15-3	(红头管)
4	组织多肽抗原	TPA	

八、胰腺癌标志物（5 项）

胰腺癌标志物检验项目见表 3-24。

表 3-24　胰腺癌标志物检验项目

项目序号	项目中文名称	项目英文缩写	使用试管
1	癌胚抗原	CEA	普通管（红头管）
2	糖类抗原 125	CA125	
3	糖类抗原 19-9	CA19-9	
4	糖类抗原 72-4	CA72-4	
5	糖类抗原 242	CA242	

九、前列腺癌标志物（3 项）

前列腺癌标志物检验项目见表 3-25。

表 3-25　前列腺癌标志物检验项目

项目序号	项目中文名称	项目英文缩写	使用试管
1	总前列腺特异性抗原	TPSA	普通管（红头管）
2	游离前列腺特异性抗原	FPSA	
3	游离前列腺特异性抗原/前列腺特异性抗原比值	FPSA/TPSA	

十、膀胱癌标志物（2 项）

膀胱癌标志物检验项目见表 3-26。

表 3-26　膀胱癌标志物检验项目

项目序号	项目中文名称	项目英文缩写	使用试管
1	癌胚抗原	CEA	普通管（红头管）
2	细胞角蛋白 19 片段抗原 21-1	CYFRA21-1	

十一、肾癌标志物（2 项）

肾癌标志物检验项目见表 3-27。

表 3-27 肾癌标志物检验项目

项目序号	项目中文名称	项目英文缩写	使用试管
1	糖类抗原 15-3	CA15-3	普通管 (红头管)
2	神经元特异性烯醇化酶	NSE	

十二、生殖细胞癌标志物(2 项)

生殖细胞癌标志物检验项目见表 3-28。

表 3-28 生殖细胞癌标志物检验项目

项目序号	项目中文名称	项目英文缩写	使用试管
1	甲胎蛋白	AFP	普通管 (红头管)
2	人绒毛膜促性腺激素	HCG	

十三、甲状腺癌标志物(4 项)

甲状腺癌标志物检验项目见表 3-29。

表 3-29 甲状腺癌标志物检验项目

项目序号	项目中文名称	项目英文缩写	使用试管
1	癌胚抗原	CEA	普通管 (红头管)
2	甲状腺球蛋白	TG	
3	甲状腺球蛋白抗体	Anti-TG	
4	甲状腺过氧化物酶抗体	Anti-TPO	

十四、妇科相关肿瘤标志物(卵巢癌、宫颈癌、子宫内膜癌等,8 项)

妇科相关肿瘤标志物检验项目见表 3-30。

表 3-30　妇科相关肿瘤标志物检验项目

项目序号	项目中文名称	项目英文缩写	使用试管
1	癌胚抗原	CEA	普通管（红头管）
2	甲胎蛋白	AFP	
3	糖类抗原 19-9	CA19-9	
4	糖类抗原 125	CA125	
5	糖类抗原 15-3	CA15-3	
6	糖类抗原 72-4	CA72-4	
7	人附睾蛋白 4	HE4	
8	鳞状细胞癌相关抗原	SCC	

十五、女性肿瘤标志物全套(10 项)

女性肿瘤标志物全套检验项目见表 3-31。

表 3-31　女性肿瘤标志物全套检验项目

项目序号	项目中文名称	项目英文缩写	使用试管
1	癌胚抗原	CEA	普通管（红头管）
2	甲胎蛋白	AFP	
3	糖类抗原 19-9	CA19-9	
4	糖类抗原 125	CA125	
5	糖类抗原 15-3	CA15-3	
6	神经元特异性烯醇化酶	NSE	
7	细胞角蛋白 19 片段抗原 21-1	CYFRA21-1	
8	糖类抗原 72-4	CA72-4	
9	人附睾蛋白 4	HE4	
10	鳞状细胞癌相关抗原	SCC	

十六、男性肿瘤标志物全套(9 项)

男性肿瘤标志物全套检验项目见表 3-32。

表 3-32 男性肿瘤标志物全套检验项目

项目序号	项目中文名称	项目英文缩写	使用试管
1	癌胚抗原	CEA	
2	甲胎蛋白	AFP	
3	糖类抗原 19-9	CA19-9	
4	糖类抗原 125	CA125	
5	前列腺特异性抗原	PSA	普通管（红头管）
6	神经元特异性烯醇化酶	NSE	
7	细胞角蛋白 19 片段抗原 21-1	CYFRA21-1	
8	糖类抗原 72-4	CA72-4	
9	鳞状细胞癌相关抗原	SCC	

第三节 止血与血栓检验项目组合

一、国际标准化比值（INR）

国际标准化比值检验项目见表 3-33。

表 3-33 国际标准化比值检验项目

项目序号	项目中文名称	项目英文缩写	使用试管
1	凝血酶原时间	PT	蓝头管
2	国际标准化比值	INR	

二、凝血四项

凝血四项检验项目见表 3-34。

表 3-34 凝血四项检验项目

项目序号	项目中文名称	项目英文缩写	使用试管
1	凝血酶原时间	PT	
2	活化部分凝血活酶时间	APTT	蓝头管
3	凝血酶时间	TT	
4	纤维蛋白原	FIB	

三、凝血六项

凝血六项检验项目见表 3-35。

表 3-35 凝血六项检验项目

项目序号	项目中文名称	项目英文缩写	使用试管
1	凝血酶原时间	PT	蓝头管
2	活化部分凝血活酶时间	APTT	
3	凝血酶时间	TT	
4	纤维蛋白原	FIB	
5	抗凝血酶	AT-Ⅲ	
6	D-二聚体	D-D	

四、血栓二项

血栓二项检验项目见表 3-36。

表 3-36 血栓二项检验项目

项目序号	项目中文名称	项目英文缩写	使用试管
1	D-二聚体	D-D	蓝头管
2	纤维蛋白(原)降解产物	FDP	

第四章 临床检验危急值及处理

第一节 危急值的概念

根据《检验危急值在急危重病临床应用的专家共识（成人）》，临床检验危急值的定义如下。

（1）危及生命的极度异常的检验结果，说明患者可能正处于有生命危险的边缘状态，如果不给予及时有效治疗，患者将处于危险的状态，或者立即给予治疗可明显改善预后。一旦出现这样的检验结果，应立刻报告给临床医生，提醒其立刻采取相应的治疗措施，否则将会因为错过最佳的治疗时机，而使患者的生命安全受到威胁。

（2）国家重大传染病中，需要引起足够重视的检验结果，如新型禽流感病毒（H7N9）等。

第二节 危急值的处理

当出现检验危急值时，在确认仪器设备正常的情况下，立即对该标本进行复查。

检查室内质控、仪器设备、检验试剂、检验过程、操作程序、结果传输的各个环节是否处于正常状态，确认标本采集是否正确，询问临床医生该结果是否与病情相符。

立即将该项危急值结果电话通知给临床医生，在检验危急值结果登记本上详细记录患者科室、床号、检验项目、检验结果及复查结果、电话接收人、电话时间（精确到分钟）、检验时间、检验者等信息，并尽快发出检验报告。对危急值报告的共识如下。

（1）危急值报告涉及多个科室及多个岗位的人员，直接关系到患者的生命安全，务必要制订合理的流程、指定和授权危急值报告人员及接收人员，对所有相关科室及人员进行培训，做到 100% 知晓，并严格执行。

（2）一旦发现危急值，应立即报告给临床医生，时间应控制在 30 分钟以内。

（3）对于住院患者和急诊患者，应由首次识别危急值的检验人员向患者主管医护人员报告。对于门诊患者，应首先向其主诊医生报告，必要时，向门诊办公室或其他相关部门或人员报告；对于院外患者，应向诊所医生、诊所或标本送检人报告，必要时，由客户中心传递危急值信息。危急值的报告未联系到医生时，最终联系人是临床科室主任。

（4）危急值报告可采取电话、网络发送和手机短信、微信等多种报告方式，仍以原始的电话报告为基本报告途径，其他途径是参考方式。报告后均须得到接收人的确认，并保存报告与确认接收记录，危急值电子报告发出后，在规定时间内如未收到电子报告接收确认信息，实验室必须立即再次电话报告。

（5）危急值报告信息至少应包含患者识别信息、危急值项目及危急值、报告时间（精确到分钟）、报告实验室、报告人与接收人全名，接收人须"回读"危急值，且报告人与接收人均须完整记录危急值报告信息。

（6）实验室要确保联络通畅，在夜间或值班期间要及时以电话报告方式将危急值结果告知临床医生，以缩短临床医生获取危急值的时间。

第三节　检验项目危急值

检验项目危急值见表 4-1。

表 4-1　检验项目危急值

检验项目	危急低值	危急高值	危　险　性	正常参考范围
白细胞（WBC）计数	≤2.5 ×10⁹/L	≥30 ×10⁹/L	WBC≤2.5×10⁹/L 时，有引发致命性感染的可能。WBC≥30×10⁹/L 时，有严重感染或急慢性白血病的可能	(4～11) ×10⁹/L

检验项目	危急低值	危急高值	危 险 性	正常参考范围
血小板计数（PLT）	≤50×10⁹/L	≥1000×10⁹/L	PLT≤50×10⁹/L 时可能会发生严重的出血倾向,应及时输注血小板。 PLT≥1000×10⁹/L 时易出现血栓	(100~300)×10⁹/L
血红蛋白（Hb）	≤50 g/L	≥200 g/L	Hb≤50 g/L 时,提示急性大失血或严重贫血,可能会导致失血性休克甚至死亡。 Hb≥200 g/L 时,应考虑原发性或继发性红细胞增多症,应予以减少血容量治疗	110~160 g/L
红细胞（RBC）计数	≤2.0×10¹²/L	≥6.6×10¹²/L	RBC≤2.0×10¹²/L 时,提示急性大失血或严重贫血,可能会导致失血性休克甚至死亡。 RBC≥6.6×10¹²/L 时,应考虑原发性或继发性红细胞增多症,应予以减少血容量治疗	(3.5~5.5)×10¹²/L
凝血酶原时间（PT）	≤8 秒	≥30 秒	PT≤8 秒提示血液高凝状态;PT≥30 秒提示严重的出血倾向或 DIC	10.1~13.8 秒
活化部分凝血活酶时间（APTT）	≤18 秒	≥70 秒	APTT≤18 秒提示血液高凝状态;APTT≥70 秒提示严重的出血倾向或 DIC	28.0~39.5 秒
纤维蛋白原（FIB）	1.0 g/L	8.0 g/L	FIB≤1.0 g/L 提示严重的出血倾向或 DIC;FIB≥8.0 g/L 提示血液高凝状态	2.0~4.8 g/L

检验项目	危急低值	危急高值	危 险 性	正常参考范围
钾离子（K$^+$）	≤2.8 mmol/L	≥6.5 mmol/L	K$^+$≤2.8 mmol/L 时为低钾血症,会出现呼吸肌麻痹甚至窒息,及严重心律失常甚至心搏骤停;K$^+$≥6.5 mmol/L 时为严重高钾血症,临床表现为心肌抑制作用,心肌收缩功能低下,可使心脏停搏于舒张期	3.50～5.30 mmol/L
钠离子（Na$^+$）	≤115 mmol/L	≥160 mmol/L	Na$^+$≤120 mmol/L 时患者极易发生抽搐、半昏迷和昏迷,应采取治疗措施,减少钠的摄入,稀释性补水,控制高钠血症。同时检查其他项目	137～147 mmol/L
钙离子（Ca^{2+}）	≤1.60 mmol/L	≥3.50 mmol/L	Ca^{2+}≤1.60 mmol/L 时会出现低钙性全身性肌痉挛、手足抽搐。新生儿严重的低钙血症可引起心力衰竭,危险性极高。Ca^{2+}≥3.50 mmol/L 时为高钙血症,可导致肾功能不全甚至肾衰竭。严重的高血钙可发生致命性心律失常或心搏骤停。Ca^{2+}＞4.50 mmol/L 时可发生高血钙危象,患者易发生心搏骤停、昏迷、坏死性胰腺炎、肾衰竭等	2.10～2.90 mmol/L
谷丙转氨酶（GPT 或 ALT）	—	≥1000 IU/L	GPT≥1000 IU/L 提示严重肝细胞损伤,可能有急性肝损伤,常见于病毒性肝炎、急性及亚急性肝坏死、肝性休克等	9～50 IU/L

检验项目	危急低值	危急高值	危　险　性	正常参考范围
尿素（UREA）	—	≥28.6 mmol/L	UREA≥28.6 mmol/L 提示出现急性肾衰竭	1.79～7.14 mmol/L
肌酐（CREA）	—	≥650 μmol/L	CREA≥650 μmol/L 提示出现急性肾衰竭	53～123 μmol/L
淀粉酶（AMY）	—	≥300 IU/L	AMY≥300 IU/L 提示可能有较严重的急性或坏死性胰腺炎	0～100 IU/L
葡萄糖（GLU）	≤2.2 mmol/L	≥22.2 mmol/L	GLU≤2.2 mmol/L 时会出现缺糖性神经症状、低血糖性昏迷；GLU≥22.2 mmol/L 时会出现高血糖性昏迷、渗透性多尿伴严重脱水和酮症酸中毒	3.89～6.11 mmol/L
D-二聚体（D-D）	—	≥7 mg/L	D-D≥7 mg/L 见于 DIC、深静脉血栓、肺栓塞、急性心肌梗死、脑梗死等	0～1.35 mg/L
胆碱酯酶（CHE）	≤1200 U/L	—	CHE≤1200 U/L 提示重度有机磷农药中毒或严重肝脏疾病	5100～11700 U/L
肌酸激酶（CK）	—	≥2000 IU/L	CK≥2000 IU/L 提示急性心肌梗死或肌肉严重损伤	38～174 IU/L
肌酸激酶同工酶（CK-MB）	—	≥100 IU/L	CK-MB≥100 IU/L 提示急性心肌梗死、较严重的心肌细胞坏死或受损	0～25 IU/L
心肌肌钙蛋白(cTn)	—	≥0.2 ng/mL	cTn≥0.2 ng/mL 提示心肌梗死或不规则心绞痛	0～0.09 ng/mL
肌红蛋白（Mb）	—	≥500 ng/mL	Mb≥500 ng/mL 的心绞痛患者应怀疑心肌梗死或肌肉严重损伤	0～90 ng/mL

续表

检验项目	危急低值	危急高值	危 险 性	正常参考范围
脑钠肽（BNP）	—	≥1000 pg/mL	BNP≥1000 pg/mL 提示患者心力衰竭	0～100 pg/mL
脑脊液涂片	—	检出细菌	确认流行性脑脊髓膜炎感染	无菌
抗酸分枝杆菌涂片	—	检出细菌	确认结核分枝杆菌感染	无菌
血液细菌培养	—	阳性	提示患者出现菌血症，应及时根据药敏试验结果使用抗生素	阴性
脑脊液培养	—	阳性	检出细菌、真菌、结核分枝杆菌表示发生脑脊髓膜感染	阴性
疟原虫涂片	—	检出疟原虫	检出疟原虫表示感染疟疾	阴性
无菌体液涂片及培养	—	阳性	检出细菌表示发生感染	阴性

第五章　临床输血与用血安全

　　成分输血是指用物理或化学的方法,将血液中各种有效成分(红细胞、白细胞、血小板、血浆和凝血因子)分离出来,分别制成高浓度、高纯度、低容量的制品,临床医生根据患者病情需要,输入不同成分的输血方法。

第一节　临床输血原则

一、合理输血、科学输血、开展成分输血

　　1. 高效　选择单一、高浓度的血液成分制品,做到缺什么补什么,节约血液资源。

　　2. 安全　不同的血液成分携带病毒的概率也不同,以白细胞最大,血浆次之,红细胞最小。选择单一的血液成分制品,可有效降低输血相关病毒的传播。

　　3. 有效　血液成分在保存过程中会丢失一些不稳定的成分,如血小板、粒细胞、不稳定凝血因子。不同的血液成分储存条件要求不同,选择单一的血液成分制品可提高血液治疗效果。

二、输血尽量不输新鲜血

　　新鲜血中各种成分抗原性强,易引起输血反应。新鲜血含有大量存活的淋巴细胞,会增加发生移植物抗宿主病的危险。梅毒螺旋体在体外4 ℃可生存3天,因而3天内的血液尚有传染梅毒的可能,低温保存超过3天的血液能降低梅毒感染的风险。尽量做到不输血或少输血,输血可以救人也能害人,反复多次输血可使受血者体内产生不规则抗体,容易出现严重的输血反应;输血次数多,发生输血相关感染性疾病的风险增大。尽量做到不输全血,因为血液离开人体后,血液成分会发生很大变化。血小板及凝血因子的生理活性很快会降低甚至失活,淋巴细胞会引起移植物抗宿主病,粒细胞是引起输血过程中发热的主要原因。

第二节 临床输血的注意事项

一、手术及创伤患者的输血注意事项

红细胞的主要功能是携带氧到机体的组织细胞,贫血及血容量不足都会影响机体氧输送,但二者的生理影响不一样,失血量达总血容量的30％才会有明显的低血容量表现。年轻体健的患者补充足够的液体(胶体液或晶体液),就可完全纠正其失血造成的血容量不足,慎用全血或血浆作为扩容剂。

对无器官器质性病变的患者,只要血容量正常,血细胞比容(HCT)＞0.20 L/L、血红蛋白(Hb)浓度＞60 g/L 的贫血,不会影响组织细胞的氧合作用。

手术患者血小板计数＞$50×10^9$/L 时,一般不会发生出血增多的现象。分娩产妇血小板计数可能低于 $50×10^9$/L(妊娠期血小板减少症),但不一定需要输血。

只有在大量失血伴凝血功能障碍(如先天性或获得性凝血功能障碍)、创面弥漫性渗血、DIC、紧急对抗华法林的抗凝血作用时才使用新鲜冰冻血浆,禁止使用新鲜冰冻血浆促进伤口愈合。

二、通常用什么方法避免输血

(1)预防或早期诊断、治疗贫血及引起贫血的疾病。
(2)在择期手术前纠正贫血和补充消耗的储存铁。
(3)应用简单的血液代用品。
(4)完善麻醉和手术。

三、输血量与输血方式

(1)输血量和输血速度需根据输血适应证、年龄、贫血程度、患者的一般状况及心肺情况等决定。一般来说,输 400 mL 全血或由其制备的红细胞制剂,可提高血红蛋白浓度 10 g/L,提高血细胞比容 0.03。
(2)输血是临床上抢救生命的重要治疗措施之一。临床上输血一般采用静脉输注。输血时必须针对患者的具体情况,选择适当的输血方

式。例如,大面积烧伤患者输血,最好输入血浆,因为这类患者丢失的主要是血浆;如果输入全血,可能使体内红细胞浓度过高,增加血液的黏滞性而影响血液循环。严重贫血患者输血,最好输入浓缩的红细胞悬液,因为这类患者主要是红细胞数量过少或 Hb 浓度过低,但总血量并不减少。某些出血性疾病患者需要输入浓缩的血小板悬液或含凝血物质的血浆,以增强血小板聚集和血液凝固的能力,促进止血。上述只给患者输入所需血液成分的输血方式,叫做成分输血。成分输血可以提高血液的利用率和疗效,而且因为不输入患者不需要的成分,所以不会增加心脏的负担。基于上述原理,近年来输全血的患者逐渐减少,输所需要血液成分的患者逐渐增多。

四、输血为什么会有风险

输血后有一定比例的受血者会发生输血不良反应。输血不良反应是指在输血过程和输血后,受血者发生的用原先疾病不能解释的新症状和新体征,可分类为免疫性反应、非免疫性反应和输血传播疾病。对于输血传播疾病,由于当前科技水平有限,早期传染病存在病毒感染的窗口期而难以检出,所以医务人员、受血者和家属都要有风险意识,能不输血的尽量不输,一般原则是只有当输血对患者的好处大于风险时,才进行输血,且必须征得患者或其家属的同意,并在输血治疗同意书上签字方可输血。

五、输血时注意事项

(1)检查血液外观,如血袋有无破损、血液颜色是否合格,交叉配血报告单和待输血液之间是否有误,两人核对无误后方可输血。

(2)采用标准输血器(GB 8369.1—2019 一次性使用输血器第一部分:重力输血式)滤网的过滤孔径为 200 ± 20 μm。过滤总面积$\geqslant 10$ cm^2,可以滤除血液和血液制品中可能存在的小凝块、聚集血小板、白细胞和纤维蛋白等。

(3)血液从冷藏箱取出后,室温停留时间不得超过 30 分钟,轻摇混匀,避免剧烈振荡,不得加入其他药物,如需稀释只能用生理盐水。

(4)输血前后用生理盐水冲洗输血器管道,连续输用不同供血者的血液时,前一袋输尽后,用生理盐水冲洗输血器管道后再继续输下一袋,先慢后快。

(5)输完的血袋即刻送输血科(血库)于2～8 ℃保存,以备意外情况时查用。

(6)输血完毕后,医生应填写输血不良反应回报单交输血科(血库)存档。

(7)领出的血液不得退回,因血液要求冷链管理,领出的血液室温存放易引起细菌污染。

第三节 血液成分的种类、制备特性及输注要点

一、相关名词与术语

1.成分输血 血液由不同的血细胞和血浆组成。将供者血液的不同成分应用科学方法分离,分别制成高浓度、高纯度、低容量的成分制品,临床医生依据患者病情的实际需要,分别输入有关血液成分,称为成分输血。成分输血具有疗效好、副作用小、节约血液资源以及便于保存和运输等优点,临床应积极推广。

2.保养液 以抗凝剂、葡萄糖等为主要成分的用于防止血液凝固、维持血液内各种组分活性和生理功能的一类药剂。

3.血液制品 将一定量符合要求的献血者的血液或血液成分,与一定量的保养液混合在一起形成的均一制品。

4.添加液 对某一种血液制品进行再加工时,针对某一种血液成分而加入的能保持该血液成分生物活性,维持其生理功能的一类药剂。

5.成分血 在一定的条件下采用特定的方法,将全血中一种或多种血液成分分离出来,而制成的血液制品与单采成分血的统称。

6.红细胞成分血 以全血内红细胞为主要组分的一类成分血。

7.单采成分血 使用血细胞分离机,将符合要求的献血者血液中一种或几种血液成分采集出而制成的一类成分血。

8.全血 采用特定的方法,将符合要求的献血者体内一定量外周静脉血采集至塑料血液保存袋内,与一定量的保养液混合而成的血液制品。

9.去白细胞全血 使用白细胞过滤器清除全血中几乎所有的白细

胞,并使残留在全血中的白细胞数量低于一定数值的成分血。

10. 浓缩红细胞　采用特定的方法,将采集到多联塑料血液保存袋内的全血中的大部分血浆分离出后,剩余部分所制成的红细胞成分血。

11. 去白细胞浓缩红细胞　使用白细胞过滤器清除浓缩红细胞中几乎所有的白细胞,并使残留在浓缩红细胞中的白细胞数量低于一定数值的红细胞成分血;或使用带有白细胞过滤器的多联塑料血液保存袋采集全血,并通过白细胞过滤器清除全血中几乎所有的白细胞,将该去白细胞全血中的大部分血浆分离出后,由剩余部分所制成的红细胞成分血。

12. 悬浮红细胞　采用特定的方法,将采集到多联塑料血液保存袋内的全血中的大部分血浆分离出后,向剩余物中加入红细胞添加液制成的红细胞成分血。

13. 去白细胞悬浮红细胞　使用白细胞过滤器清除悬浮红细胞中几乎所有的白细胞,并使残留在悬浮红细胞中的白细胞数量低于一定数值的红细胞成分血;或使用带有白细胞过滤器的多联塑料血液保存袋采集全血,并通过白细胞过滤器清除全血中几乎所有的白细胞,将该去白细胞全血中的大部分血浆分离出后,向剩余物中加入红细胞添加液制成的红细胞成分血。

14. 洗涤红细胞　采用特定的方法,将保存期内的全血、悬浮红细胞用大量等渗溶液洗涤,去除几乎所有血浆成分和部分非红细胞成分,并将红细胞悬浮在氯化钠注射液或红细胞添加液中所制成的红细胞成分血。

15. 冰冻红细胞　采用特定的方法,将自采集日起6日内的全血或悬浮红细胞中的红细胞分离出,并将一定浓度和容量的甘油与其混合后,使用速冻设备进行速冻或直接置于$-65\ \text{℃}$以下的条件下保存的红细胞成分血。

16. 冰冻解冻去甘油红细胞　采用特定的方法,将冰冻红细胞融解后,清除几乎所有的甘油,并将红细胞悬浮在一定量的氯化钠注射液中的红细胞成分血。

17. 浓缩血小板　采用特定的方法,将采集后置于室温保存和运输的全血,于采集后6小时内在室温条件下将血小板分离出,并悬浮于一定量血浆内的成分血。

18. 混合浓缩血小板　采用特定的方法,将 2 袋或 2 袋以上的浓缩血小板合并在同一血袋内的成分血。使用血细胞分离机在全封闭的条件下,自动将符合要求的献血者血液中的血小板分离,并悬浮于一定量血浆内的单采成分血。

19. 去白细胞单采血小板　使用血细胞分离机在全封闭的条件下,自动将符合要求的献血者血液中的血小板分离并去除白细胞后,悬浮于一定量血浆内的单采成分血。

20. 新鲜冰冻血浆　采用特定的方法,在全血采集后 6 小时(保养液为 ACD)或 8 小时(保养液为 CPD 或 CPDA-1)内,将血浆分离出并速冻成固态的成分血。

21. 病毒灭活新鲜冰冻血浆　采用亚甲蓝病毒灭活技术,对全血采集后 6 小时(保养液为 ACD)或 8 小时(保养液为 CPD 或 CPDA-1)内分离出的血浆,进行病毒灭活并速冻成固态的成分血。

22. 单采新鲜冰冻血浆　在全封闭的条件下使用血细胞分离机,自动将符合要求的献血者血液中的血浆分离出,并在 6 小时内速冻成固态的单采成分血。

23. 冰冻血浆　采用特定的方法,在全血的有效期内将血浆分离出并冰冻成固态的成分血;或从新鲜冰冻血浆中分离出冷沉淀凝血因子后,将剩余部分冰冻成固态的成分血。

24. 病毒灭活冰冻血浆　采用亚甲蓝病毒灭活技术,对在全血的有效期内分离出的血浆或从新鲜冰冻血浆中分离出冷沉淀凝血因子后,将剩余的血浆进行病毒灭活并冰冻成固态的成分血。

25. 冷沉淀凝血因子　采用特定的方法,将保存期内的新鲜冰冻血浆在 1~6 ℃融化后,分离出大部分的血浆,并将剩余的冷不溶解物质在 1 小时内速冻成固态的成分血。

26. 单采粒细胞　在全封闭的条件下使用血液单采机,自动将符合要求的献血者血液中的粒细胞分离出,并悬浮于一定量的血浆内的单采成分血。

27. 辐照血液　使用照射强度为 25~30 Gy 的 γ 射线对血液制品进行照射,使血液制品中的 T 细胞失去活性所制成的成分血。冰冻后解冻去甘油红细胞和血浆成分不需辐照处理,红细胞成分应在全血采集后

14 天内完成辐照,经辐照后的血液制剂,其质量控制要求与原血液制剂的要求相同。

28. 标示量　在血液制剂的标签上标明该血液制剂容量的方式,以 mL 为单位。

29. 储存期末　血液制剂有效期的最后 1 天。

30. 速冻　血浆制品经过快速冷冻后,在 1 小时内使血浆核心温度降低到－30 ℃以下。

二、红细胞的种类、制备及输注要点

1. 浓缩红细胞/悬浮红细胞　在全封闭的条件下,将采集的全血分离出大部分血浆,剩余的少部分血浆和红细胞制成的成分血即为浓缩红细胞。如在浓缩红细胞中加入保养液,即为悬浮红细胞。目前常用的保养液有三种:酸性枸橼酸盐葡萄糖(ACD)、枸橼酸盐磷酸盐葡萄糖(CPD)、CPD＋腺嘌呤(CPDA-1)。ACD 和 CPD 保养液的红细胞储存期为 21 天,CPDA-1 的保存期为 35 天。

输注浓缩红细胞/悬浮红细胞的适应证如下。

(1)浓缩红细胞是最常用的红细胞制品,常规用于纠正红细胞减少而引起的缺血症状。也常用于慢性贫血患者,特别是伴有充血性心力衰竭时,输注浓缩红细胞能最小限度地扩充血容量,减少心脏负荷,不引起肺水肿。

(2)悬浮红细胞的功能与浓缩红细胞相似,临床上常用于纠正血容量及携氧能力不足的贫血患者,提供有携氧能力的红细胞。

2. 洗涤红细胞　在无菌条件下,采用物理方式将保存时间在 6 日内的全血、浓缩红细胞或红细胞悬液,用大量 0.9％生理盐水洗涤,去除绝大部分非红细胞成分,并将红细胞悬浮在 0.9％生理盐水中所形成的红细胞成分血即为洗涤红细胞。由于加入生理盐水(无保养液),应在(4±2)℃温度中保存 24 小时。

输注洗涤红细胞的适应证如下。

(1)输入全血或血浆后发生荨麻疹、哮喘和其他过敏反应的贫血患者。

(2)自身免疫性溶血性贫血患者。

(3)阵发性睡眠性血红蛋白尿症患者。

(4)反复输血或多次妊娠产生了白细胞及血小板抗体的患者。

3.辐照红细胞 用钴放疗机辐照红细胞,将其中的淋巴细胞杀死,以防止输血后移植物抗宿主病(GVHD)的发生。

输注辐照红细胞的适应证如下。

(1)有免疫缺陷或免疫抑制的患者。

(2)新生儿换血。

(3)早产儿或新生儿需要输血的患儿。

(4)发生输血相关性移植物抗宿主病(TA-GVHD)的患者。

4.少白细胞红细胞

(1)过滤法:白细胞去除率96.3%~99.6%,红细胞回收率>90%。

(2)手工洗涤法:白细胞去除率79%±1.2%,红细胞回收率>74%±3.3%。

(3)机器洗涤法:白细胞去除率>93%,红细胞回收率>87%。在(4±2)℃的温度下,洗涤24小时。

输注少白细胞红细胞的适应证如下。

(1)由于输血产生白细胞抗体、输血后反复发热等有输血不良反应的患者。

(2)防止产生白细胞抗体的输血患者(如器官移植)。

(3)急性白血病、恶性肿瘤、再生障碍性贫血的患者。

5.冰冻红细胞

(1)高浓度甘油慢冻法:全血离心,分离出血浆、白细胞和血小板,向剩余的红细胞中加入57.1%甘油,加入甘油时不断振荡,加入完毕后在室温中静置平衡30分钟,放置在−80℃低温冰箱中保存,有效期3年。输注前将冰冻红细胞取出,立即在37℃水浴中缓慢摇动,直至红细胞全部解冻,再用生理盐水洗涤后即可供临床输注。

(2)低浓度甘油速冻法:将去除血浆、白细胞和血小板后剩余的红细胞快速冰冻1~2分钟并保存在−196℃液氮罐中,甘油浓度为20%。输注前从液氮罐中取出,立即在45℃水浴中振荡快速解冻,再用生理盐水洗涤后即可供临床输注。

输注冰冻红细胞的适应证如下。

（1）长期保存稀有血型的红细胞(Rh 阴性)，供稀有血型患者输注。

（2）长期保存自身血液，以备紧急时自身输注。

6.红细胞输注的要求

（1）血液取出后应在 30 分钟内输注，若 30 分钟后输注应放在(4±2)℃冰箱内保存，以抑制血液中细菌的生长，温度低于 2 ℃可导致红细胞破坏。

（2）输血前可将血袋反复颠倒数次，使红细胞和保养液充分混合，若输注过程中越输越慢，可轻摇血袋，使红细胞悬起。

（3）严格控制输注时间，前 15 分钟要慢，输注时间不超过 4 小时，洗涤红细胞应在 2 小时内输完。

（4）红细胞制剂中不能添加任何药物，特别是预防输血不良反应的激素类药物、影响血液抗凝药物、乳酸林格氏液、5％葡萄糖或 5％葡萄糖生理盐水等，否则红细胞可能会再次凝结、凝固、溶血或隐蔽输血不良反应症状的出现。

（5）血液一般不需加温，若输注速度过快有冷感时，要给予肢体保暖，避免用热水袋直接加温。

三、血小板的种类、制备及输注要点

1.浓缩血小板　将采集的全血离心制备成含血小板的血浆，再将含血小板的血浆重新离心，移出上清血浆，剩余的部分即为浓缩血小板。

2.单采血小板　在全封闭的条件下，采用血细胞分离机自动从献血者血液中分离出血小板，并将其悬浮于一定量的血浆中，即为单采血小板。单采血小板既能减少细菌污染和疾病传播，又可选择同型相配的献血者。血小板在体内循环的寿命为 8～10 天，离体后更短，20～24 ℃的温度条件下有效期为 5 天。血小板制品只能在专用的血小板振荡仪中保存。温度的改变会对血小板造成不可逆的形态和功能的损害，所以体外保存温度要严格，20～24 ℃的温度应贯穿于离体后的全过程(包括采集、离心、储存、运输、输注)。血小板保存温度为 20～24 ℃，水平振荡，频率为 60 次/分，振幅为 5 cm。振荡有助于保证血小板和悬浮介质之间具有良好的氧气、二氧化碳和乳酸等物质交换，可预防血小板聚集。长时间静态保存会破坏血小板的氧化代谢，增强糖酵解，导致乳酸增加，

pH 值下降。

3.血小板输注的注意事项

(1)血小板输注前要轻轻摇动血袋,切忌粗鲁振荡摇晃,摇匀时出现云雾状说明血小板含量多。取回后暂未输注时,应每隔 10 分钟水平振荡一次,以防止血小板聚集。

(2)取回的血小板要以患者能耐受的最快速度尽快输注,以迅速达到一个止血水平。老年及心脏疾病患者要警惕心脏超负荷的危险,可适当减慢速度。

(3)千万不能把血袋放入冰箱内储存,温度低于 20 ℃会对血小板造成不可逆的形态和功能损害。

(4)最好用双头输血器输注,输完后通过 Y 型管注入 15 mL 生理盐水冲洗血袋。

四、血浆的种类、制备及输注要点

1.新鲜冰冻血浆 新鲜冰冻血浆是全血采集后 6～8 小时之内在 4 ℃条件下离心,将血浆分出,立即放入 -30 ℃条件下冰冻成块,并迅速在 -20 ℃条件下保存,有效期 1 年,制品内含有全部凝血因子(包括不稳定凝血因子和稳定凝血因子)、血浆蛋白等。1 年后不稳定凝血因子丧失活性,转为普通冰冻血浆。适用于补充多种凝血因子、DIC(弥散性血管内凝血)、TTP(血栓性血小板减少性紫癜)。

2.普通冰冻血浆 普通冰冻血浆是全血在保存期内经离心或自然沉降分离出的血浆,立即放入 -30 ℃条件下冰冻成块,并迅速在 -20 ℃条件下保存,有效期 5 年,缺乏不稳定凝血因子Ⅷ、Ⅴ,一般 200 mL 全血可制备 100 mL 血浆。

3.血浆输注的注意事项

(1)血浆为淡黄色半透明液体,若发现凝块或颜色异常,则不能输注。

(2)冰冻血浆不能在常温下自然融化,应在 37 ℃水浴融化,以免时间过长纤维蛋白析出,融化后不可再冷冻,因故未能输注时,应于 4 ℃暂时冷藏,24 小时内输注。

(3)融化后的新鲜血浆应尽快输注,以免血浆蛋白变性和不稳定凝血因子丧失活性。

五、冷沉淀的制备及输注要点

1. 冷沉淀　冷沉淀是新鲜冰冻血浆在 1～5 ℃条件下融化,分离出底部少量不溶解的白色胶状沉淀物,并在 1 小时内冰冻制成的成分血。200 mL 血浆可制备 20～30 mL 冷沉淀。冷沉淀中包含的主要成分:丰富的凝血因子Ⅷ、血管性血友病因子、纤维蛋白原。适用于甲型血友病、血管性血友病、纤维蛋白原缺乏症等。

2. 冷沉淀输注的注意事项

(1)由于冷沉淀黏度大,输注时要选用较粗的注射针头,以免速度过慢或堵塞针头。

(2)取回后应尽快输注,以患者可以耐受的最大速度输注,放置过久,凝血因子Ⅷ活性丧失。

(3)融化后不应再冻存。

(4)ABO 同型输注,不需进行交叉配血试验。

(5)冷沉淀融化温度不宜超过 37 ℃,若不融化,提示纤维蛋白原已转变成纤维蛋白不能再使用。

第四节　临床输血的适应证

一、手术、创伤患者及急性贫血的输血原则

(1)一般情况:手术及创伤患者 Hb 浓度＜70 g/L,应考虑输血。

(2)急性贫血或休克患者,失血量超过血容量的 20% 及以上,可考虑输血。并根据患者的出凝血症状、体征及实验室检查结果,选择输注浓缩红细胞、新鲜冰冻血浆、血小板和冷沉淀。

(3)手术、创伤患者,Hb 浓度在 70～100 g/L 之间,根据患者的贫血程度、心肺代偿功能、有无代谢率增高以及年龄等因素决定是否输血。

注意:血容量损失不足 20%,应使用晶体液及胶体液。失血量＜600 mL,Hb 浓度＞100 g/L(先天性心脏病患儿除外),属无输血指征,暂不考虑输血。

二、慢性贫血的输血原则

输血原则:用于红细胞破坏过多、丢失或生成障碍引起的急、慢性贫

血并伴缺氧症状;洗涤红细胞用于血浆蛋白过敏、自身免疫性溶血性贫血、高钾血症及肝肾功能障碍和阵发性睡眠性血红蛋白尿症患者。

1.慢性贫血患者　Hb 浓度≤60 g/L 或 HCT＜0.20 才考虑输血（地中海贫血患儿除外）。

2.慢性贫血患者　Hb 浓度在60～90 g/L 的患者,如果有甲状腺功能亢进症、心功能不全等合并症时,可以考虑输血。

3.洗涤红细胞适应证

(1)输入全血或血浆后发生荨麻疹和其他过敏反应的患者。

(2)自身免疫性溶血性贫血。

(3)阵发性睡眠性血红蛋白尿症。

(4)反复输血或妊娠产生了白细胞血小板抗体。

注意:慢性贫血输血 Hb 浓度＞60 g/L 或 HCT＞0.30,属于无指征输血。

三、冷沉淀输注适应证

(1)外伤患者有凝血因子Ⅷ、血管性血友病因子、凝血因子Ⅷ、纤维蛋白原及纤维结合蛋白缺乏时,可使用冷沉淀。

(2)可用于儿童及成人轻型甲型血友病、血管性血友病、纤维蛋白原缺乏症及凝血因子Ⅷ缺乏症患者。

(3)严重甲型血友病须加用凝血因子Ⅷ浓缩剂;也可用于因大量失血输入库存血后引起的稀释性凝血功能障碍。

注意:纤维蛋白原浓度＞0.8 g/L,凝血因子是正常值的30%患者,输注冷沉淀属目的不明确输注。

四、新鲜冰冻血浆输注适应证

(1)手术、创伤输注:用于凝血酶原时间(PT)或活化部分凝血活酶时间(APTT)＞正常值的1.5倍、创面弥漫性渗血、各种原因(先天性、后天获得性、输入大量陈旧库存血等)引起的多种凝血因子Ⅱ、Ⅴ、Ⅶ、Ⅸ、Ⅹ、Ⅺ或抗凝血酶Ⅲ缺乏并伴有出血表现时,应考虑输注新鲜冰冻血浆。输入血浆量:按10～15 mL/kg 体重输注。

（2）用于紧急对抗华法林的抗凝作用的输注：按 $5\sim8\ mL/kg$ 体重输注。

（3）用于肝衰竭、肾衰竭及中毒患者的血浆置换、人工肝及大面积创伤、烧伤、休克、DIC 患者。

新鲜冰冻血浆输注的注意事项如下。

（1）新鲜冰冻血浆作扩容剂使用，手术及创伤患者使用新鲜冰冻血浆促进伤口愈合，均属不合理用血。

（2）无合理原因将红细胞与血浆混用（换血疗法除外），属不合理用血。

（3）无合理原因用血浆替代白蛋白输注，属不合理用血。

五、普通冰冻血浆输注适应证

用于补充缺乏的凝血因子，如凝血因子 Ⅱ、Ⅶ、Ⅸ、Ⅹ 缺乏，以及手术、外伤、烧伤、肠梗阻等大出血或血浆大量丢失患者，适用于婴幼儿严重感染。

六、血小板输注适应证

（1）用于血小板数量减少或功能异常伴有出血倾向的手术创伤患者。血小板计数 $<50\times10^9/L$，应考虑输注。

（2）内科输注：根据血小板计数和临床出血症状综合考虑，决定是否输注血小板。血小板计数在 $(10\sim50)\times10^9/L$ 之间，根据临床出血情况，可考虑输注；血小板计数 $<5\times10^9/L$，应立即输注血小板，防止出血。

（3）血小板计数 $>50\times10^9/L$，一般不需输注，有出血表现时应一次足量输注。

（4）手术创伤患者：血小板计数在 $(50\sim100)\times10^9/L$ 之间，应根据是否有自发性出血或伤口渗血，决定是否输注；预防性输注不可滥用，以防止产生同种免疫，导致输注无效。

（5）如术中出现不可控渗血和血小板功能低下，输注血小板不受上述条件限制。

注意:手术患者血小板计数$>100\times10^9$/L,内科患者血小板计数$>50\times10^9$/L 并无出血症状,输注血小板属不合理用血。

七、新生儿输血适应证

1.新生儿急性失血的输血指征

(1)新生儿急性失血伴有呼吸困难,HCT<0.40。

(2)有血容量不足、面色苍白、心律>160 次/分、收缩压<50 mmHg 的表现。

(3)48 小时内失血量达血容量的 10%,HCT<0.45。

2.新生儿慢性失血的输血指征

(1)新生儿慢性贫血 HCT<0.35 或 Hb 浓度<130 g/L,伴严重心肺疾病。

(2)HCT<0.30,心律>160 次/分、伴轻-中度心肺疾病或明显的呼吸暂停或需外科手术。

(3)Hb 浓度<100 g/L,伴有贫血症状。

(4)出生时 Hb 浓度<130 g/L,失血量已达血容量的 10%。

3.早产儿贫血的输血指征

(1)与急性失血有关的休克。

(2)72 小时内累积丢失血容量在 10%以上。

(3)Hb 浓度<130 g/L 或 HCT<0.40,并伴急性心肺疾病的早产儿。

(4)早产儿生理性贫血 Hb 浓度<100 g/L 或 HCT<0.30,临床因贫血已产生不利的影响。

(5)贫血导致充血性心力衰竭者,可于 $2\sim4$ 小时内小心输注红细胞。

4.新生儿血小板减少症,血小板预防性输注适应证

(1)常规血小板计数$<20\times10^9$/L;特殊情况下,阈值调整为血小板计数$<50\times10^9$/L。

(2)出血患儿的血小板计数$<50\times10^9$/L。

(3)早产儿或需做侵入性操作术患儿的血小板计数$<100\times10^9$/L。

第五节 临床输血护理技术操作程序

一、输血前准备

(1)充分熟悉、掌握患者的相关信息(临床诊断、输血史、过敏史、输血目的、血液类型等),有助于护士在输血前合理安排输注的顺序、速度和时间,预计输血中可能发生的潜在危险。

(2)护士应运用自己的专业知识,针对患者和家属的恐惧或疑虑进行必要的解释和指导,以增加患者输血治疗的信心,积极配合治疗。

(3)向患者和家属说明输血常见不良反应的症状,若有不适,及早告知护士。

二、护士采集血样

(1)采集前,由两名护士在受血者床边核对输血申请单上填写的患者信息与实际情况是否一致,准确无误才能采集血样。

(2)抽血前,要核查患者是否已进行感染性疾病筛查,若未筛查,应同时采集血样备查,以预防输血纠纷。

(3)交叉配血血样在治疗前或治疗时在输液侧手臂静脉采集,尽量不从输液管中采集血样,特殊情况如大出血急救、抽血困难时,允许从输液管中抽血,但要用生理盐水冲洗管道,弃去最初抽取的 5 mL 血液后,再采集血液标本,以免药物影响配血结果。

(4)抽血前要贴好试管标签,注明床号、姓名、住院号并签名,建议使用电子条码。若受血者已用肝素治疗,应在血液标本上注明。

(5)禁止同时采集两位患者的交叉配血标本,应按一人一次一管的顺序逐个完成。

三、护士取血

护士接到取血通知后,应尽快到输血科取血,与输血科人员共同核对相关登记表、交叉配血单,检查血袋标签是否清晰、血袋有无漏血、血液中有无凝血块等。

四、临床输血

(1)取血后应尽快输注,床前两人唱票式"三查八对"。三查:查血液有效期、血液质量、输血装置。八对:对床号、姓名、住院号、血袋号、血型、种类、剂量以及配血报告单上的配血结果。

(2)若同时输注多种血液成分,应首先输注血小板、冷沉淀,其次是红细胞。如急救需要,可开通2～3条通道同时输注。

(3)若输血过程中临时用药,禁止将药物直接加入血液中,应经另一条通道输注或更换输液管后再注入药物。

(4)输血过程中,要经常询问患者有无异常感觉,特别是输血前20分钟。发热、寒战、头痛、腰背痛、气促、皮肤瘙痒、呼吸困难等是常见的不良反应症状。输血时应严密观察患者的生命体征及一般情况,若发现上述不良反应症状,应立即停止输血,报告医生,保持静脉通路通畅,做好抢救准备。

(5)输血结束后,将血袋针刺孔处折叠,用胶带粘贴,防止渗血。血袋送回输血科专用容器内4 ℃条件下保存不少于24小时,将血袋按医院感染管理要求进行封存,并交专职人员进行无害化处理。

第六节　临床输血效果评价

一、红细胞输注后的评价

(1)成人按以下公式计算输注红细胞量:

成人悬液红细胞单位数＝体重(kg)×0.085×(Hb 期望值－输血前 Hb 值)/50。

(2)输血 Hb 预期升高值＝供血者 Hb 值×输血量/患者体重/0.085×90％。

供血者 Hb 浓度按150 g/L 计;输血量1单位按0.2 L 计;输血后24小时内复查血常规。

二、血小板输注后的评价

(1)血小板计数增加校正指数(CCI)计算公式＝(输后血小板计数－

输前血小板计数)$\times 10^{11} \times$ 体表面积 $m^2 \div$ 输入血小板总数(10^{11})。其中血小板计数单位为/μl;体表面积 $m^2 = 0.0061 \times$ 身高(cm)$+0.0128 \times$ 体重(kg)-0.01529。

(2)血小板回收率(PPR)计算公式=(输后血小板计数-输前血小板计数)$\times$ 血容量(L)$\div$ 输入血小板总数 $\times 2/3$。

(3)血小板增加值(PI)=P2-P1。P1:输血前血小板计数;P2:输血后血小板计数。

(4)血栓弹力图:MA 值反映了正在形成的血凝块的最大强度或硬度及血块形成的稳定性,其正常值为 50~60 mm。

疗效判定:

(1)显效(须同时符合):①出血明显减轻或出血停止。②输注血小板后 1 小时和 24 小时血小板增加值$>20 \times 10^9/L$;输后 1 小时 CCI$>$7500 及 PPR$>$30%,输后 24 小时 CCI$>$4500 及 PPR$>$20%;MA 值明显升高或恢复正常。

(2)有效(须同时符合):①出血症状明显好转。②血小板计数无上升,MA 值未增加或增加。

(3)无效(符合任何一项即可):①出血症状无好转。②血小板计数无上升,MA 值未见增加。

三、冷沉淀输注后的评价

通常以复查凝血功能、伤口渗血和出血情况等指标判断冷沉淀输注是否有效。

第六章 医学检验常用名词解释

第一节 临床基础检验名词

1. 血液 血液是流动在人体血管和心脏中的一种红色不透明的黏稠液体。血液由血浆和血细胞组成。血细胞包括红细胞、白细胞和血小板三类细胞。血液的功能包含血细胞功能和血浆功能两部分,有运输、调节人体温度、防御、调节人体渗透压和酸碱平衡四个主要功能。

2. 静脉全血 从静脉血管中采集的抗凝血液,常用于全血细胞分析及血细胞形态学分析。

3. 动脉全血 从动脉血管中采集的抗凝血液,常用于血气分析。

4. 血浆 抗凝全血离心后去除血细胞成分即为血浆,常用于临床化学检验、止血与血栓检验、临床免疫检验。

5. 血清 血清是血液离体后自然凝固分离析出的液体。血清与血浆相比较,主要是不含有纤维蛋白原。常用于临床化学检验、临床免疫检验,不适用于止血与血栓检验。

6. 末梢血 从手指、耳垂、足跟处采集的血液称为末梢血,一般多用于婴幼儿等静脉采集困难的患者,常用于血细胞常规分析。

7. 红细胞 成熟的红细胞为圆形,双面凹陷呈圆盘状,直径 $7\sim8$ μm,无核,经瑞氏染色后细胞呈红色,中央着色较淡,边缘颜色较深。红细胞的功能主要是携带氧气至全身组织,并协同维持酸碱平衡。

8. 白细胞 白细胞是一类无色的有核细胞,直径 $7\sim20$ μm。根据细胞形态和功能,分为中性粒细胞、嗜酸性粒细胞、嗜碱性粒细胞、淋巴细胞、单核细胞五种。白细胞是机体免疫防御系统的重要组成部分,主要执行细胞免疫功能,能分泌具有免疫活性的免疫分子。

9. 中性粒细胞 细胞呈圆形,直径 $10\sim15$ μm,胞质有许多弥散分布的细小的浅红或浅紫色的特有颗粒。细胞核呈杆状或 $2\sim5$ 分叶状,叶与叶间有细丝相连。中性粒细胞具趋化作用、吞噬作用和杀菌作用。

中性粒细胞来源于骨髓,具有分叶状或杆状的核,胞质内含有大量既不嗜碱也不嗜酸的中性细小颗粒。这些颗粒多是溶酶体,内含髓过氧化物酶、溶菌酶、碱性磷酸酶和酸性水解酶等酶类,与细胞的吞噬和消化功能有关。

10. 嗜酸性粒细胞　细胞呈圆形,直径 $13\sim15$ μm。胞质内充满粗大、整齐、均匀、紧密排列的砖红色或橘红色嗜酸性颗粒,折光性强。细胞核的形状与嗜中性粒细胞相似,通常有 $2\sim3$ 叶,呈眼镜状,深紫色。嗜酸性粒细胞容易破碎,颗粒可分散于细胞周围。

11. 嗜碱性粒细胞　细胞呈圆形,直径 $10\sim14$ μm,胞核分叶不清,胞质内含有形状不规则、大小不等的嗜碱性颗粒。嗜碱性颗粒内含有组胺、肝素和过敏性慢反应物质等。

12. 淋巴细胞　细胞呈圆形或卵圆形,直径 $7\sim15$ μm。细胞核较大,胞质较少,细胞核与细胞质的体积比为 $(5\sim2):1$。淋巴细胞根据体积大小,分为大淋巴细胞和小淋巴细胞。根据功能分为 T 细胞、B 细胞、自然杀伤细胞三类。

13. T 细胞　T 细胞来源于骨髓的多能干细胞,骨髓中的一部分多能干细胞或前 T 细胞迁移到胸腺内,在胸腺激素的诱导下分化成熟,成为具有免疫活性的 T 细胞,通过淋巴和血液循环分布到全身的免疫器官和组织中,主要发挥细胞免疫功能。T 细胞的表面标志物为 $CD3^+$。T 细胞根据功能可分为辅助性 T 细胞($CD4^+$)、细胞毒性 T 细胞($CD8^+$)、调节性 T 细胞($CD4^+$、$CD25^+$)。

14. B 细胞　B 细胞来源于骨髓的多能干细胞。成熟的 B 细胞主要定居于淋巴结皮质浅层的淋巴小结和脾脏的红髓和白髓的淋巴小结内。B 细胞在抗原刺激下可分化为浆细胞,浆细胞可合成和分泌抗体(免疫球蛋白),主要执行机体的体液免疫。B 细胞的表面标志物为 $CD19^+$。B 细胞的主要功能是产生抗体介导免疫应答、提呈抗原、免疫调节等。

15. 自然杀伤细胞(NK 细胞)　NK 细胞来源于骨髓淋巴样干细胞,其分化、发育依赖于骨髓及胸腺微环境,主要分布于骨髓、外周血、肝、脾、肺和淋巴结。NK 细胞不同于 T 细胞、B 细胞,是一类无须预先致敏就能非特异性杀伤肿瘤细胞和病毒感染细胞的淋巴细胞。NK 细胞的表面标志物为 $CD56^+$、$CD16^+$。

16. 单核细胞 单核细胞是血液中最大的血细胞,大小为 $12\sim20$ μm,可有伪足。细胞核与细胞质为 $(4\sim2):1$。细胞核形态各异,呈圆形、卵圆形、马蹄形、切迹形等。细胞质内有蓝灰色颗粒,可含少许空泡。

17. 浆细胞 细胞体积较小,呈圆形或卵圆形,核圆但偏于细胞一侧,染色质粗,沿核膜呈辐射状排列成车轮状。浆细胞是 B 细胞分化的终末细胞,能转移、合成、组装和分泌免疫球蛋白,主要执行体液免疫功能。

18. 血小板 血小板是人体内最小的血细胞,直径 $2\sim4$ μm,是具有折光性的扁圆型小体。血小板的功能主要是通过黏附、聚集、释放、血块收缩及促凝作用促进血液凝固而止血,还具有保护血管壁完整性的功能。

19. 流式细胞术 流式细胞术(FCM)是在细胞分子水平上,通过单克隆抗体对单个细胞或其他生物粒子进行多参数、快速定量分析的一种先进技术。流式细胞术综合利用了光学、流体力学、免疫学、计算机技术的优势,具有速度快、精度高、准确性好的优点,是当代最先进的细胞定量分析技术。

20. 核左移 外周血中性粒细胞杆状核增多(占比$>5\%$),并可在血片中出现晚幼粒、中幼粒、早幼粒细胞称为核左移。核左移伴有白细胞总数增高者称再生性核左移,说明机体的反应性强,骨髓造血功能旺盛,能释放大量的粒细胞至外周血中。常见于感染,尤其是化脓性细菌引起的急性感染,也可见于急性中毒、急性溶血、急性失血等。核左移伴有白细胞总数正常或降低称退行性核左移,见于再生障碍性贫血、粒细胞缺乏症、伤寒等。

21. 核右移 外周血中性粒细胞五叶核增多(占比$>3\%$)称为核右移。核右移是由造血物质缺乏、脱氧核糖核酸合成障碍或造血功能减退所致。主要见于巨幼细胞贫血、恶性贫血、再生障碍性贫血、应用抗代谢药物治疗后、感染的恢复期,也可出现一过性核右移现象。

22. 非典型淋巴细胞 非典型淋巴细胞是一种形态变异的淋巴细胞,在某些病毒(如 EB 病毒)感染或变应原刺激下使淋巴细胞发生增生、母细胞化,并出现一定的形态异常变化的淋巴细胞。根据形态学可分为空泡型、不规则型及幼稚型三类。

23. 造血干细胞 由胚胎干细胞发育而来,具有高度自我更新和多向分化能力。在造血组织中含量极少,形态难以辨认,类似于小淋巴细胞样的一个异质性的细胞群体。细胞表面标志物为 CD34$^+$。

24. 贫血 贫血是指人体外周血红细胞数量减少、血红蛋白浓度降低,低于正常范围下限的一种常见的病理状态,或多种原因导致的临床综合征。临床上贫血的一般标准:成年男性 Hb 浓度<120 g/L,成年女性(非妊娠)Hb 浓度<110 g/L,孕妇 Hb 浓度<100 g/L。根据红细胞形态特点分为:①大红细胞型:包括巨幼细胞贫血、网织红细胞增多症等。②正红细胞型:包括再生障碍性贫血、急慢性失血性贫血等。③小细胞低色素型:包括缺铁性贫血、铁粒幼细胞性贫血、地中海贫血等。

25. 血液凝固 血液由流动的液体状态转变成不流动的凝胶状态称为血液凝固。血液中的纤维蛋白原经过激活形成不溶性的纤维蛋白,将血细胞成分网络其中,并析出血清成分。

26. 内源性凝血途径 内源性凝血途径是指从凝血因子ⅩⅡ被激活到凝血因子Ⅹa 形成的过程。参与该凝血途径的凝血因子有ⅩⅡ、ⅩⅠ、Ⅸ、Ⅷ、Ca^{2+}、PK、HMWK 等。

27. 外源性凝血途径 外源性凝血途径是指从凝血因子Ⅲ释放到凝血因子Ⅹ被激活的过程。参与该凝血途径的凝血因子有凝血因子Ⅲ、Ⅶ和 Ca^{2+} 等。

28. 共同凝血途径 共同凝血途径是指从凝血因子Ⅹ的激活到纤维蛋白形成的过程,是内源性和外源性凝血途径所共有的凝血阶段。共同凝血途径包括凝血活酶的形成、凝血酶的形成及纤维蛋白的形成三个阶段。

29. 高凝状态 高凝状态是指血液中凝血因子含量升高或凝血因子被激活,而抗聚集、抗凝和纤溶机制受损,以及静脉淤血、高脂血症、血液浓缩、血液黏稠度增加、纤维蛋白原水平增高、纤维蛋白原降解产物含量上升,多种原因引起血液凝固性增强的一种病理过程。

30. 静脉血栓栓塞症(VTE) 静脉血栓栓塞症是指血液在静脉内不正常凝结,使血管完全或不完全阻塞,包括深静脉血栓(DVT)和肺栓塞(PE),由于二者在发病机制上存在相互联系,目前已将 DVT 与 PE 二者作为统一的疾病。静脉血栓栓塞症是住院患者致死和致残的主要原因之一。

31. 深静脉血栓形成　深静脉血栓形成可发生于全身各部位静脉，以下肢深静脉为多。可以无症状或出现局部疼痛、压痛和远端肢体水肿，发生于腘静脉以上部位的近端 DVT 是 PE 血栓栓子的主要来源，预防 DVT 可降低肺血栓栓塞症发生的风险。

32. 肺栓塞(PE)　肺栓塞是以各种栓子阻塞肺动脉或其分支为发病原因的一组疾病或临床综合征的总称，包括肺血栓栓塞症(PTE)、脂肪栓塞综合征、羊水栓塞、空气栓塞等。肺血栓栓塞症是肺栓塞最常见的类型，是来自静脉系统或右心的血栓阻塞肺动脉或其分支，导致的以肺循环和呼吸功能障碍为主要临床和病理生理特征的疾病，常表现为呼吸困难、胸闷、胸痛，大面积肺血栓栓塞症可发生低血压、休克甚至猝死，是患者围手术期死亡的重要原因之一。

33. 纤维蛋白溶解系统　简称纤溶系统，是指纤溶酶原转变成纤溶酶，以及纤溶酶降解纤维蛋白原和其他蛋白质的过程。纤溶系统的功能是使体内产生的纤维蛋白凝块及时得到清除，防止血栓形成或使已形成的血栓溶解，使血流恢复通畅。纤溶系统亢进容易发生出血，纤溶系统功能减弱则可导致血栓的形成，因此它具有重要的生理和病理意义。

34. 纤维蛋白降解产物(FDP)　纤维蛋白原降解产物和纤维蛋白降解产物的总称，具有抗凝的作用。

35. 弥散性血管内凝血(DIC)　在某些致病因子作用下凝血因子和血小板被激活，大量可溶性促凝物质入血，凝血酶增加，从而引起的以凝血功能失常为主要特征的病理过程。在微循环中形成大量微血栓，同时大量消耗凝血因子和血小板，继发性纤溶过程加强，导致出血、休克、器官功能障碍和贫血等临床表现出现。临床上 DIC 是一种极危重的综合征。

36. 血液流变学　研究血液及其有形成分的流变规律及其在医学中应用的科学。流动性和黏滞性是血液的基本物理性能，是保证组织和器官得到足够的血液供应，执行其正常生理功能的重要因素。如果血液的流动性和黏滞性发生异常，如血流缓慢、停滞或阻断，可导致全身或局部血液循环障碍、组织缺血、缺氧以及引起一系列的病理变化。

37. 血栓形成　血液中的有形成分在血管内形成栓子，造成血管完

全或部分堵塞,导致相应部位血液供应障碍的病理过程。包括动脉血栓
(也称白色血栓)、静脉血栓(也称红色血栓)、微血管血栓(也称纤维蛋白
血栓或透明血栓)。

38.血栓弹力图(TEG)　血栓弹力图能够动态监测并描绘整个凝血
及纤溶过程。血栓弹力图能够全面反映患者从凝血到纤溶的全过程中
血小板、凝血因子、纤溶系统和其他细胞成分之间的相互作用,数据准
确,操作简便。主要用于对凝血、纤溶过程及血小板功能进行全面检查,
也可用于手术中对凝血功能障碍的诊断及指导成分输血。

39.急性白血病的分类　常用 FAB 分类法。1976 年法国、美国和
英国等国家血液病学专家讨论、制定了关于急性白血病的分型诊断标
准,简称 FAB 分型。据此标准,急性非淋巴细胞白血病分为以下 8 种类
型:M0(急性髓系白血病微小分化型)、M1(急性髓系白血病未成熟型)、
M2(急性髓系白血病部分成熟型)、M3(急性早幼粒细胞白血病)、M4
(急性粒-单核细胞白血病)、M5(急性单核细胞白血病)、M6(急性红白
血病)、M7(急性巨核细胞白血病)。急性淋巴细胞白血病分为以下 3 种
类型:L1 型(原始和幼淋巴细胞以小细胞为主,大小较一致,染色质较
粗,核仁可见,浆量少)、L2 型(原始和幼淋巴细胞以大细胞为主)及 L3
型,即 Burkitt 型(原始和幼淋巴细胞以大细胞为主,大小较一致,细胞内
有明显空泡,胞质嗜碱性,染色深)。

40.蛋白尿　由于肾小球滤过膜的孔径屏障和电荷屏障以及肾小管
的重吸收作用,健康人尿中蛋白质的含量很少,每日排出量小于 150
mg,蛋白质定性试验时呈阴性反应。当尿中蛋白质含量增加,每日超过
150 mg,或超过 100 mg/L 时,蛋白质定性试验呈阳性反应,称为蛋
白尿。

41.病理性蛋白尿　因各种肾脏损害及肾外疾病所致的蛋白尿,多
为持续性蛋白尿。包括肾小球性蛋白尿、肾小管性蛋白尿、混合性蛋白
尿、溢出性蛋白尿及组织性蛋白尿等。

42.生理性蛋白尿　因机体内外环境的变化所产生的蛋白尿称为生
理性蛋白尿。包括功能性蛋白尿、体位性蛋白尿(又称直立性蛋白尿)、
偶然性蛋白尿等。

43.尿沉渣　尿沉渣就是尿液经过离心后沉淀形成的有形成分。包

括泌尿系统的上皮细胞、红细胞、白细胞、管型、结晶、细菌、精子等各种有形成分。

44.尿管型　尿管型是由蛋白质、细胞及其崩解产物在肾小管、集合管内凝固而形成的圆柱状蛋白凝聚体,是尿沉渣中最有诊断价值的成分。管型包括透明管型、颗粒管型、细胞管型、蜡样管型、脂肪管型、宽大管型等。

45.粪便隐血　上消化道出血后,红细胞经消化作用被分解,肉眼或在显微镜下看不到红细胞,只有用化学或免疫学的方法才能检验到的出血状况。

第二节　临床化学检验名词

1.临床生物化学检验　在人体正常生物化学基础上,研究病理状态时生物化学成分的改变,寻找这些改变的特征性标志物,并建立可靠实用的检验方法。通过对这些标志物的检验,为疾病的预防、诊断、治疗和预后提供生物化学信息和决策的科学依据。

2.分子诊断学　利用分子生物学技术来研究人体生物大分子和大分子体系的存在、结构或表达调控的改变,从而为疾病的预防、诊断、治疗和预后提供分子水平信息的一门学科。

3.C反应蛋白　英文缩写为CRP,是指在机体受到感染或组织损伤时血浆中一种急剧上升的蛋白质(急性时相蛋白)。CRP可以激活补体和加强吞噬细胞的吞噬作用,从而清除侵入机体的病原微生物和损伤、坏死、凋亡的组织细胞,在机体的天然免疫过程中发挥重要的保护作用。关于CRP的研究已经有70多年的历史,传统观点认为CRP是一种非特异的炎症标志物,但近十年的研究揭示了CRP直接参与了炎症与动脉粥样硬化等心血管疾病,并且是心血管疾病最强有力的预示因子与危险因子。

4.降钙素原　英文缩写为PCT,正常情况下,是由甲状腺C细胞分泌的降钙素的前体物质。当严重细菌、真菌感染以及脓毒血症和多脏器功能衰竭时,由机体各种组织细胞产生,在血浆中的含量升高。但自身免疫、过敏性疾病和病毒感染时PCT不会升高。局部有限的细菌感染、轻微的感染和慢性炎症不会导致其升高。细菌内毒素在诱导过程中起到了至关重要的作用。PCT 反映了全身炎症反应的活跃程度。

5. 白细胞介素-6　英文缩写 IL-6,是一种细胞因子,属于白细胞介素的一种。它是由纤维母细胞、单核巨噬细胞、T 细胞、B 细胞、上皮细胞、角质细胞等多种细胞所产生。白细胞介素-1(IL-1)、肿瘤坏死因子-α(TNF-α)、病毒感染等均可诱导正常细胞产生 IL-6。IL-6 能够刺激参与免疫反应的细胞增殖、分化并提高其功能。IL-6 增高主要见于急慢性炎症,也是抗生素使用的指征。

6. 脂蛋白　脂蛋白是脂质与蛋白质结合在一起形成的脂质-蛋白质复合物。脂蛋白中脂质与蛋白质之间没有共价键结合,多数是通过脂质的非极性部分与蛋白质组分之间以疏水性相互作用而结合在一起。通过超速离心法,可将脂蛋白分为乳糜微粒(CM)、极低密度脂蛋白(VLDL)、低密度脂蛋白(LDL)和高密度脂蛋白(HDL)四大类。

7. 载脂蛋白　脂蛋白中的蛋白质部分称为载脂蛋白(Apo),是血液运载脂类的载体。包括 ApoAⅠ、AⅡ、CⅠ、CⅡ、D、E 等。

8. 高脂蛋白血症　高脂蛋白血症是指血浆中胆固醇(TC)或甘油三酯(TG)含量升高的一种病理状态。

9. 代谢综合征　代谢综合征是指人体的蛋白质、脂肪、碳水化合物等物质发生代谢紊乱的病理状态,是一组复杂的代谢紊乱症候群,是导致糖尿病、心脑血管疾病的危险因素。

10. 酶　医学上所称的酶是指由生物细胞产生的具有催化作用的一类蛋白质,也称为生物催化剂。酶学是重要的生化指标,酶含量的异常与许多疾病密切相关。

11. 酶的活力单位　根据国际酶学委员会的统一规定,在标准条件下(30 ℃),酶活性的 1 个国际单位(U)为在 1 分钟内催化 1.0 μmol 的底物转变为产物的酶量,单位为 U/L。

12. 同工酶　在同一种属或同一个体中可催化相同的化学反应,而酶分子结构不同的一组酶。同工酶的生物种类、组织来源、蛋白质的一级结构、理化性质和免疫学性质均不相同。

13. 激素　由机体的某些腺体或特定细胞分泌的具有特殊生物活性的一类化学物质。激素可以经血液循环、局部弥散或细胞间的传递,作用于相应的靶器官或组织,调节各系统、器官及细胞的代谢,维持机体内环境的稳定。激素含量的异常升高或减低对疾病的诊断与治疗有很重要的临床意义。

14. 糖化血红蛋白 英文缩写为 HbA1c。糖化血红蛋白是人体血液中红细胞内的血红蛋白与葡萄糖结合的产物。葡萄糖和血红蛋白的结合生成的糖化血红蛋白是不可逆反应,并与血糖浓度成正比,且保持 120 天左右,所以通过检验 HbA1c 可以观察到 120 天之前的血糖浓度。糖化血红蛋白测试,通常可以反映患者近 8~12 周的血糖控制情况。

15. C 肽 C 肽是胰岛 β 细胞的分泌产物。一个分子的胰岛素原经酶切后,裂解成一个分子的胰岛素和一个分子的 C 肽。检验血清 C 肽含量可以了解胰岛素的分泌、代谢和胰岛 β 细胞的储备功能。C 肽检验不受外源性胰岛素及胰岛素抗体的影响,能比胰岛素检验更准确地反映胰腺的功能。

16. 口服葡萄糖耐量试验(OGTT) OGTT 是口服葡萄糖耐量试验的英文缩写。正常人服用一定量葡萄糖后,血糖先升高,但经过一定时间后,人体将葡萄糖合成糖原并加以储存,血糖即恢复到空腹水平。服用一定量葡萄糖后,间隔一定时间检验血糖及尿糖,观察给糖前后血糖浓度的变化,借以推测胰岛素分泌情况,这个试验即为口服葡萄糖耐量试验。OGTT 多用于可疑糖尿病患者,在血糖增高但尚未达到糖尿病诊断标准时,为明确是否患有糖尿病,可以采用 OGTT 进行鉴别诊断。

17. 肌钙蛋白 肌钙蛋白的英文缩写为 Tn,由 TnT、TnC、TnI 三亚基构成。当心肌损伤后,心肌肌钙蛋白复合物释放到血液中,4 小时后,血液中肌钙蛋白含量升高,升高的肌钙蛋白 I 能在血液中保持很长时间,一般为 6~10 天。肌钙蛋白 I 具有较高的心肌特异性和灵敏度,所以肌钙蛋白 I 已成为目前最理想的心肌梗死标志物。

18. 肌红蛋白 肌红蛋白的英文缩写为 Mb,是一种氧结合血红素蛋白,主要分布于心肌、骨骼肌和平滑肌组织。在急性心肌损伤时,Mb 最先被释放入血液中,是急性心肌梗死发生后最早的可测心肌标志物。Mb 阴性有助于排除心肌梗死。肌红蛋白灵敏度高但特异性低,所有的肌肉损伤都会出现 Mb 升高,因此临床上需结合其他心肌标志物联合检验。

19. 脑钠肽 又称脑利尿钠肽,英文缩写为 BNP,是由心肌细胞合成的具有生物学活性的天然激素,主要在心室表达,同时也存在于脑组织中。BNP 具有血管扩张、利尿利钠的作用,对交感神经系统及肾素-血管紧张素有抑制作用,有助于心力衰竭的改善。健康血浆中的 BNP 含量极低,但在慢性及急性心力衰竭患者的血浆中,BNP 含量会随疾病严重程度而显著增加。BNP 是诊断心力衰竭很好的心肌标志物。目前常应用于心力衰竭的诊断、鉴别诊断及预后分析。

20. 尿微量白蛋白　英文缩写为 mAlb。尿微量白蛋白尿是指通过常规定性或定量方法难以检出的一些尿蛋白。

21. 血气分析　血气分析是对血液中的酸碱度(pH)、二氧化碳分压(PCO_2)和氧分压(PO_2)等相关指标进行检验,利用公式计算出其他指标,用于判断机体是否存在酸碱平衡失调以及缺氧和缺氧程度等的一种检验手段。

22. 微量元素　微量元素是指占人体体重 1/10000 以下,每人每日需要量在 100 mg 以下的无机化学元素。根据对微量元素的需要情况,可分为必需微量元素和非必需微量元素。

第三节　临床免疫检验名词

1. 抗原　能够刺激机体免疫系统并诱导产生特异性免疫应答,并能与免疫应答产物(抗体和致敏淋巴细胞)发生特异性结合,产生免疫效应的物质。

2. 抗体　机体的免疫系统在抗原刺激下,由 B 细胞或记忆细胞增殖分化成的浆细胞所产生的、可与相应抗原发生特异性结合的免疫球蛋白。

3. 免疫佐剂　又称非特异性免疫增强剂,本身不具抗原性,与抗原一起或预先注入机体时,可有效增强免疫应答的强度或改变免疫应答类型的非特异性免疫增强剂。

4. 主要组织相容性抗原　英文缩写为 MHA,也被称为人类白细胞抗原(HLA)。在器官或组织移植时,诱导排斥反应,且在排斥反应中起决定性作用的组织相容性抗原。

5. 免疫系统　免疫系统是机体执行免疫应答及免疫功能的重要系统。由免疫器官、免疫细胞和免疫活性物质组成。主要功能:①识别和清除外来入侵的抗原,如病原微生物等。②识别和清除体内发生突变的肿瘤细胞、衰老细胞、死亡细胞或其他有害的成分。③通过自身免疫耐受和免疫调节使免疫系统内环境保持稳定。

6. 抗原提呈细胞 英文缩写为 APC。抗原提呈细胞能捕获、加工、处理抗原,形成抗原肽-MHC 分子复合物,而后将抗原肽呈递给 T 细胞,使其活化、增殖的一类免疫细胞。包括单核吞噬细胞、树突状细胞、B 细胞等。

7. 补体 补体是存在于正常人和动物血清与组织液中的一组经活化后具有酶活性的蛋白质。补体是抗体发挥溶细胞作用的必要补充条件,故称为补体。

8. 免疫应答 也称为免疫反应。免疫应答是机体免疫系统对抗原刺激所产生的以排除抗原为目的的生理过程。这个过程包括了抗原递呈、淋巴细胞活化、免疫分子形成及免疫效应几个阶段。通过有效的免疫应答,机体得以维持内环境的稳定。

9. 细胞因子 由免疫细胞和某些非免疫细胞合成、分泌的一类在细胞间发挥相互调控作用,具有广泛生物学活性的可溶性小分子蛋白质。细胞因子包括白细胞介素、集落刺激因子、干扰素、肿瘤坏死因子、生长因子、趋化因子六大类。

10. 白细胞介素 英文缩写为 IL,白细胞介素是由多种细胞产生并能作用于多种细胞的一类细胞因子。最初发现白细胞介素是由白细胞产生且又在白细胞间发挥作用的细胞因子,后来发现白细胞介素也可由其他细胞产生,也可作用于除白细胞之外的其他细胞。白细胞介素在信息传递,激活与调节免疫细胞,介导 T、B 细胞活化、增殖与分化及在炎症反应中发挥着重要作用。目前至少发现了 38 种白细胞介素,分别命名为 IL-1 至 IL-38。

11. 干扰素 英文缩写为 IFN,因其具有抗病毒复制的功能而得名。干扰素是一组具有多种功能的活性蛋白质(主要是糖蛋白),是一种由单核细胞和淋巴细胞产生的细胞因子。它们在同种细胞上具有广谱的抗病毒、影响细胞生长,以及分化、调节免疫等多种功能。

12. 集落刺激因子 英文缩写为 CSF,是指能够刺激多能造血干细胞和不同发育分化阶段的造血祖细胞分化、增殖的细胞因子。包括粒细胞 CSF(G-CSF)、巨噬细胞 CSF(M-CSF)、粒细胞和巨噬细胞 CSF(GM-CSF)、多能集落刺激因子(multi-CSF)、红细胞生成素(EPO)等。

13. 单克隆抗体　将产生抗体的单个 B 细胞同骨髓肿瘤细胞杂交形成杂交瘤细胞,由杂交瘤细胞产生的针对抗原分子上某一单个抗原决定簇的抗体,称为单克隆抗体。其理化性状高度均一、生物活性单一、与抗原结合的特异性强且易获得。

14. 化学发光免疫分析　化学发光免疫分析(CLIA),是将具有高灵敏度的化学发光检验技术与高特异性的免疫反应相结合,用于各种抗原、半抗原、抗体、激素、肿瘤标志物、酶、脂肪酸、维生素和药物等物质的检验分析技术。化学发光免疫分析是继放射免疫分析、酶联免疫吸附分析、荧光免疫分析和时间分辨荧光免疫分析之后发展起来的一项免疫分析检验技术。

15. 酶联免疫吸附分析　酶联免疫吸附分析(ELISA)是将酶促化学反应的放大作用与抗原抗体免疫反应的特异性相结合的一种微量分析技术。酶联免疫吸附分析是医院检验科较为常用的一种免疫学技术。

16. 免疫胶体金技术　免疫胶体金技术是以胶体金为标记物,利用特异性抗原抗体反应,通过带颜色的胶体金颗粒来放大免疫反应,使反应结果在固相载体上直接显示出来,从而达到用于检验待测样品中的抗原或抗体的目的。该技术作为一种新的检验方法,具有灵敏度高、特异性强、稳定性好等优点。

17. 生物芯片　生物芯片又称蛋白芯片或基因芯片,该技术是指将大量探针分子固定于支持物上后与带荧光标记的 DNA 或其他样品分子(如蛋白、因子或小分子)进行杂交,通过检验每个探针分子的杂交信号强度进而获取样品分子的数量和序列信息。

18. 循环肿瘤细胞(CTC)　通常把存在于外周血中的各类肿瘤细胞称为循环肿瘤细胞。CTC 是从实体肿瘤脱落进入人体外周血的肿瘤细胞。CTC 来源于原发性肿瘤或转移性肿瘤,大部分在进入外周血后发生凋亡或被吞噬;少数能够逃逸并转运到远端组织发展成为新的转移灶,从而导致恶性肿瘤的转移,是肿瘤患者死亡的主要原因。

19. 自身免疫病　英文缩写为 AID。自身免疫病是在某些内因和外因的诱发下,自身免疫耐受状态被打破,持续迁延的自身免疫对自身抗原产生异常的免疫应答,造成了自身细胞破坏、组织损伤或功能异常,出现临床症状的一类疾病。

20. 超敏反应 以前称为过敏反应。超敏反应是机体受到某些抗原刺激时,出现生理功能紊乱或组织细胞损伤等异常的病理性免疫应答。根据超敏反应的发生机制和临床特点,超敏反应分为Ⅰ、Ⅱ、Ⅲ、Ⅳ四型。

21. 肿瘤标志物 英文缩写为TM。肿瘤标志物是指在肿瘤的发生和增殖过程中,由恶性肿瘤细胞异常产生,或是由宿主对肿瘤的刺激反应而产生,并能反映肿瘤的发生、发展,监测肿瘤对治疗反应的一类物质。肿瘤标志物存在于肿瘤患者的组织、血液、体液和排泄物中,能够用免疫学、生物学及化学的方法检验到。

第四节 临床微生物学检验及医院感染管理相关名词

1. 细菌 细菌是一类具有细胞壁的单细胞微生物,个体微小,结构简单,无成形的细胞核,无核膜及核仁,具有核质,无复杂的内膜系统及细胞器,但可独立地进行生命活动。在分类学上属于原核生物界。

2. 病毒 病毒是一类非细胞型的微生物,由一种核酸分子(DNA或RNA)与蛋白质构成或仅由蛋白质构成(如朊病毒)。其个体极小,可通过细胞滤器,需借助电子显微镜观察其形态结构与大小。无产生能量的酶系统,只能在活体细胞内增殖,为严格的胞内寄生。

3. 真菌 真菌为真核细胞微生物,属于真菌界。有细胞核,不含叶绿素,以腐生或寄生方式获取营养,为单细胞或多细胞,能进行有性生殖和无性繁殖。对人和动物有致病性的真菌不足150种,按其致病的部位可分为浅部真菌和深部真菌。

4. 支原体 支原体是一类缺乏细胞壁、呈高度多形性,能通过细菌滤器、在无生命培养基中能生长繁殖的最小原核微生物。常见的支原体有肺炎支原体、解脲支原体等。

5. 衣原体 革兰氏染色阴性。衣原体是一类能通过细菌滤器、在细胞内寄生、有独特发育周期的原核细胞型微生物。衣原体广泛寄生于人类、鸟类及哺乳动物体内。常见的致病性衣原体有沙眼衣原体、肺炎衣原体、鹦鹉热衣原体等。

6. 立克次体 革兰氏染色阴性。立克次体是一类微小球状或杆状的原核细胞型微生物,专性寄生于真核细胞内,是介于细菌与病毒之间,而接近于细菌的一类原核微生物。主要寄生于节肢动物,有的立克次体会通过蚤、虱、蜱、螨传入人体。立克次体可引起斑疹伤寒、斑点热、恙虫病、战壕热等感染性疾病。

7. 螺旋体　螺旋体是一群细长而柔软、呈螺旋状、运动活泼的原核细胞型微生物。其基本结构与细菌相似,有细胞壁,无定形核,有核质,以二分裂方式繁殖,对抗生素敏感。常见的螺旋体有梅毒螺旋体、钩端螺旋体等。

8. L 型细菌　通常将能够有效生长和增殖的细胞壁缺陷型细菌称为 L 型细菌或细菌 L 型。L 型细菌的主要特点是形态多型性、可滤过性、对渗透压具有灵敏性。

9. 苛养菌　苛养菌是一大类对生长环境、营养要求较苛刻的细菌,在普通环境中不能或难以生长,体外培养需添加特殊因子或其他营养成分。常见苛养菌有嗜血杆菌属、鲍特菌、肺炎链球菌、淋病奈瑟球菌、脑膜炎奈瑟菌、卡他莫拉菌等。

10. 细菌毒素　病原性细菌合成的对人和动物具有毒性的物质称为毒素,包括内毒素和外毒素。

11. 内毒素　内毒素是许多革兰氏阴性菌的细胞壁脂多糖,只有当细菌死亡、破裂、菌体自溶,或用人工方法裂解细菌时才释放出来,内毒素毒性弱,无特异性。

12. 外毒素　外毒素是细菌生长繁殖过程中合成并分泌到菌体外的一种有选择性毒性作用的蛋白质类物质。主要由多数革兰氏阳性菌和少数革兰氏阴性菌产生。

13. 热原质　热原质即菌体中细胞壁的脂多糖成分,由大多数革兰氏阴性菌及某些革兰氏阳性菌产生,耐高热。该成分注入人或动物体内能引起发热反应,故名热原质。

14. 抗生素　抗生素是由某些微生物(包括细菌、真菌、放线菌属)在代谢过程中产生的具有抑制或杀灭其他微生物和肿瘤细胞的产物。

15. 菌群失调症　由于宿主、外环境的影响,机体某一部位的正常菌群中各种细菌出现数量和质量变化,使原来在数量和毒力上处于劣势的细菌或耐药菌株居于优势地位,这种情形在临床上称为菌群失调症或菌群交替症。

16. 机会致病真菌 由于患者机体免疫功能降低或抗生素的不合理使用,导致人体正常菌群中的真菌或污染真菌引起感染,这些真菌叫机会致病真菌,也称为条件致病真菌。

17. 菌血症 病原菌在一些器官或组织里生长繁殖,并周期性地进入血液称为菌血症。此时通过血培养可以检出病原菌。

18. 败血症 败血症是指致病菌或条件致病菌在血液中生长繁殖,产生毒素而导致的急性全身性感染。

19. 毒血症 毒血症是指病原菌在侵入局部组织后生长繁殖,病原菌不进入血液循环,只有其产生的外毒素进入血液循环引起的全身中毒反应。

20. 脓毒血症 脓毒血症是指化脓性病原菌侵入血流并在其中大量繁殖,随血液流向全身,在全身组织器官引起的新的多发性化脓性病灶。

21. 化脓性细菌 化脓性细菌是一类能够感染人体并引起化脓性炎症的细菌。

22. 消毒 消毒是指消除或杀灭外环境中的病原微生物及其他有害微生物的过程。消毒方法有物理方法、化学方法及生物学方法。

23. 灭菌 灭菌是指用物理或化学的方法杀灭物体上全部微生物,包括杀灭致病微生物和非致病微生物以及芽孢的过程。

24. 灭活 灭活是指用物理或化学手段使病毒、细菌等失去感染性,保留其抗原性的方法。

25. 逆转录病毒 逆转录病毒又称反转录病毒,是 RNA 病毒的一种,它们的遗传信息不是存录在脱氧核糖核酸(DNA),而是存录在核糖核酸(RNA)上,此类病毒多具有逆转录酶。常见的逆转录病毒有艾滋病病毒。

26. 禽流感 禽流感是禽流行性感冒的简称,它是由甲型流感病毒的一种亚型(也称禽流感病毒)引起的一种急性传染病,也能感染人类,被世界动物卫生组织定为甲类传染病,又称真性鸡瘟或欧洲鸡瘟。人感染后主要表现为高热、咳嗽、流涕、肌痛等,多数伴有严重的肺炎,严重者心、肾等多种脏器衰竭导致死亡,病死率很高,通常人感染禽流感死亡率约为 33％。此病可通过消化道、呼吸道、皮肤损伤和眼结膜等多种途径传播,区域间的人员和车辆往来是传播本病的重要途径。

27. SARS 病毒　SARS 病毒是冠状病毒的一个变种,与流感病毒具有亲缘关系,是引起严重急性呼吸综合征(SARS)的病原体。

28. 新型冠状病毒　新型冠状病毒是冠状病毒新毒株,是引起新型冠状病毒感染的病原体。该病毒对紫外线和热灵敏,56 ℃ 30 分钟、乙醚、75％乙醇、含氯消毒剂、过氧乙酸等均可有效灭活病毒。

29. 血培养　将患者的新鲜血液标本接种于营养培养基上,在一定温度、湿度等条件下,使对营养要求较高的细菌生长繁殖并对其进行鉴别,从而确定病原菌的一种人工培养法。常用于菌血症、败血症及脓毒败血症的病因学诊断。

30. 药物敏感试验　简称药敏试验,是检验抗生素或其他抗微生物制剂在体外抑制细菌生长繁殖的能力。主要方法有定性的纸片扩散法、定量的稀释法等。药敏试验的报告指标有敏感、中介、耐药三种。

31. 敏感　表示待测细菌能被常规使用剂量的抗菌药物抑制或杀灭,从而达到治疗目的。

32. 中介度　表示可通过提高药物剂量或药物在生理性浓集的部位发挥临床效力。因此中介度只能表示抑菌环直径介于敏感与耐药之间的"缓冲域",它可以避免由于微小的技术因素失控对结果造成的错误解释。

33. 耐药　表示被测细菌不能被该抗生素的常用剂量在组织内或血液中所达到的浓度所抑制。提示该细菌可能存在特定耐药机制(如产 β-内酰胺酶),继续使用该类抗生素临床效果不佳。

34. 医院感染　医院感染又称医院获得性感染,是指住院患者在医院内获得的感染,包括在住院期间发生的感染和在医院内获得,出院后发生的感染,但不包括入院前已开始或者入院时已处于潜伏期的感染。医院工作人员在医院内获得的感染也属医院感染。医院感染的对象主要是住院患者和医院工作人员。

35. 一级生物安全防护实验室(BSL-1)　实验室结构、安全操作规程、安全设备适用于对人无已知致病作用的微生物及致病因子,对实验人员和环境潜在危害小的微生物(如大肠埃希菌等)。可从事第四类病原微生物的实验操作。

36.二级生物安全防护实验室(BSL-2) 实验室结构、安全操作规程、安全设备要满足初级卫生服务、诊断与研究,使人或环境免受具有中等潜在危害的致病因子危害的要求。可从事第三类病原微生物的实验操作。

37.三级生物安全防护实验室(BSL-3) 实验室结构、安全操作规程、安全设备要达到特殊诊断和研究的安全水平,主要用于防护能通过呼吸途径使人感染严重的甚至可导致生命危害的致病微生物及其毒素。可从事第二类病原微生物的实验操作。一般在二级生物安全防护水平上增加特殊防护服、进入制度及定向气流等。

38.四级生物安全防护实验室(BSL-4) 实验室结构、安全操作规程、安全设备要满足防护对人体具有高度危险性的致病微生物及其毒素,如通过气溶胶途径传播或传播途径不明,目前尚无有效的疫苗或治疗方法的致病微生物及其毒素,如埃博拉病毒及 SARS 病毒等。可从事第一类病原微生物的实验操作。一般在三级生物安全防护水平上增加气锁入口、出口淋浴、污染物品的特殊处理等。BSL-4 应在独立的建筑物内或在建筑物的一个控制区内,且应和该建筑物其他区域隔离。

第五节 实验室管理及质量控制相关名词解释

1.临床实验室 以诊断、预防、治疗人体疾病或评估人体健康为目的,对取自人体的材料进行生物学、微生物学、免疫学、化学、血液免疫学、血液学、生物物理学、细胞学等检验的实验室。实验室可以提供其检查范围的咨询性服务,包括结果解释和为进一步适当检查提供建议。目前,临床实验室主要包括各级各类医院的医学检验科、医院临床科室内设的实验室及第三方医学实验室。

2.临床实验室质量管理体系 临床实验室质量管理体系是指指挥和控制实验室建立质量方针和质量目标并实现质量目标的相互关联或相互作用的一组要素。临床实验室质量管理体系由组织结构、程序、过程和资源四部分组成。

3.质量管理体系文件 质量管理体系文件是指描述质量管理体系的一整套文件,是质量管理体系存在的基础和依据,同时也是该体系评价、改进和持续发展的依据。质量管理体系文件包括质量手册、程序文件、作业指导书(标准操作规范文件)及相关记录和表格。

4.质量管理 指在质量方面指挥和控制组织的协调活动。通常包括制定质量方针,质量目标,质量策划,质量控制,质量保证及质量改进。在临床实验室质量管理体系中,质量管理涉及检验每一阶段、每一方面的具体管理内容。例如:患者准备、标本采集、分析检验、结果复核、报告方式;实验室聘用人员的使用、培训、教育和管理;仪器、试剂和各种消耗品的使用和管理;检验方法的选择和证实等都有质量管理。简言之,实验室日常运行涉及的每一方面都有质量管理。

5.室内质量控制(IQC) 指在检验患者样本的同时,对已知结果或已经标定的质控物进行检验,通过质控物结果来了解患者样本结果是否准确。室内质量控制是指实验室采用一系列方法,连续地评价本实验室结果的可靠程度以及确定检验报告能否发出。这旨在检验、控制本实验室常规工作的精密度,并检验其准确度的改变,提高常规工作中批间、批内标本检验的一致性。

6.室间质量评价(EQA) 由权威的第三方机构如国家卫生健康委临床检验中心及各省、市临床检验中心,统一向医院检验科定期发送质控物测试,向主办单位回报测试结果,连续客观地评价各实验室的检验质量,并发现实验室本身不容易发现的问题,了解各实验室的差异并帮助其改进,使其检验结果具有可比性。这种评价是一种回顾性评价,旨在评价实验室间检验结果的可比性。室间质量评价又被称作能力验证。

7.全面质量控制(TQC) 又称过程控制,是指从临床医生开具检验申请单开始,到实验室检验完成,并将检验报告发送至临床科室或患者整个过程中一系列保证检验质量的方法和措施。全面质量控制由分析前、分析中、分析后质量管理三个方面构成。

8.分析前质量控制 指从临床医生开出检验医嘱开始,到检验科接收检验标本的这一阶段,包括检验申请、患者的准备、原始样品的采集、运送到实验室并在实验室内传递。分析前质量控制主要发生在实验室以外,由临床医生、护理人员及受检者完成,检验人员很难控制。分析前质量控制是最容易出问题且不可控因素最多的环节。临床不满意的检验结果中,大部分由检验标本不合格所致。

9. 分析后质量控制 主要指患者标本分析后检验结果的发出直至临床应用的这一阶段。这一阶段质量保证的主要工作包括:检验结果的审核及正确发出;异常结果的复查;危急值的报告及记录、特殊检验结果(检出高致病性病原体、人类免疫缺陷病毒阳性结果等)的报告及记录;检验结果的查询及咨询服务;检验样品的合理保存及无害化处理。

10. 医学决定水平 医学决定水平是指在临床诊断及治疗工作中,对疾病诊断或治疗起关键作用的某一被测成分的浓度,临床上必须采取措施的检验水平或阈值。

11. 金标准 即标准诊断法,是诊断某种疾病最可靠的方法,通常指活体组织检查、病原学检查、细胞学检查、特殊影像学检查、尸检、长期随访结果、专家共同制定且得到公认的诊断标准等。

12. 决定性方法 决定性方法是指准确度最高、系统误差最小、经详尽研究尚未发现不准确或不确定性原因的方法,其检验结果与"真值"最接近,因此是最具有权威性的分析方法。决定性方法主要用于评价参考方法和对一级标准品进行定值,而不直接应用于临床检验项目的检验。

13. 参考方法 参考方法是指准确度和精密度已经充分证实,干扰因素小,系统误差与重复检验的随机误差相比可以忽略不计,有适当的灵敏度、特异性及较宽的分析范围的分析方法。参考方法常用于鉴定常规方法,评价其误差大小、干扰因素并决定其是否被接受,也用于二级参考物和质控物定值,或用于商品试剂盒的质量评价等。

14. 常规方法 常规方法是指性能指标符合临床需求,有足够的精密度、准确度、特异性和适当的分析范围、经济适用的临床常规分析方法。这类方法经有关权威的学术组织认可后可作为推荐方法。

15. 校准 设备的校准是指将测量设备与测量标准进行技术比较,确定被校设备的量值及其不确定度,目的是确定测量设备示值误差的大小,并通过测量标准将测量设备的量值与整个量值溯源体系相联系,使测量设备具有溯源性。

16. 生理变异 生理变异是指体内的固有变异,不可人为进行控制。如人体的生物周期、年龄、性别、情绪变化、妊娠、人种差异等。

17. 质控图 质控图又称质量控制图,是对检验过程质量加以设计、记录,从而评估检验过程是否处于控制状态的一种统计方法设计图。质控图一般应标有中心线、上控制界线、下控制界线,共计三条线。质控图是一种统计工具,其功能主要是评估检验过程的稳定性,当出现严重偏离,检验结果不稳定时应及时纠正,以确保检验质量的准确性。常用的质控图有 Levey-Jennings 质控图、Westgard 多规矩质控图、Monica 质控图、Z-分数图等。

18. 均值　均值又称均数,样本中的所有个体的值的总和除以个体数即可求得,用于描述一组同质计量资料观察值的集中趋势、平均水平。用 $\overline{X}$ 表示。

19. 正态分布曲线　也称高斯分布曲线,理想的正态分布曲线是以均值为中心,左右完全对称的钟形曲线。

20. 标准差　标准差用 S 表示,是评估实验室测定结果可信度的常用统计学指标。标准差表明该组资料的离散程度或变异程度。计算公式: $S = \sqrt{\dfrac{\sum(X-\overline{X})^2}{n-1}}$。

21. 变异系数　变异系数是评估实验精密度的一项统计学指标,是一个相对标准差,为相对度。用 CV 表示。计算公式:CV＝标准差(S)/平均值($\overline{X}$)×100%。

22. 准确度　准确度是指测定值与真实值之间的符合程度,一般用偏差或偏差系数来表示,即反映不确定度。准确度是衡量系统误差大小的指标。

23. 精密度　精密度是指在相同条件下,对同一样品重复多次取样测定,每次测定结果与多次测定结果均值接近的程度。一般以标准差(S)或变异系数(CV)表示,它可反映实验室的偶然误差。

24. 参考区间　参考区间也称正常参考值,是指特定健康状况人群的解剖、生理、生化等各种医学数据的波动范围。一般参考值只包括95%的人群界值。

25. 误差　实际测量值与客观真实值之差,包括随机误差和系统误差。

26. 系统误差　由于某些固定不变的因素(如仪器、方法、试剂等)引起测量值具有系统性、方向性、周期性的偏离真实值的现象。可以通过消除改进上述因素纠正误差。

27. 随机误差 测定时即使排除了产生系统误差的各种因素,仍然会出现的误差称为随机误差。这类由于偶然的或不确定的因素所造成的测定结果的无规则变化,也称偶然误差。

28. 假失控概率 当分析排除了本身固有的随机误差外,没有其他误差时判断分析批失控的概率。

29. 实验室间比对 按照预先规定的条件,两个或多个实验室对相同或类似被测物品进行校准、实施和评价的活动。

30. 能力验证 通过实验室间比对判定实验室校准和检验水平的活动,它是为了确定某个实验室进行某项特定校准以及检验其持续能力的活动。

31. 不满意的室间质量评价成绩 每次活动中所有分析项目未能达到 80% 得分,或每次室间质量评价中所有评价项目未达到 80% 得分。

32. 不成功的室间质量评价成绩 同一分析项目,连续两次活动或连续三次中的两次活动未达到满意的室间质量评价成绩;所有评价的项目连续两次活动或连续三次活动中的两次活动未达到满意的室间质量评价成绩。

33. 检验后阶段 检验后对检验结果进行审核、授权发布、检验报告发放及检验后样品的保存、处理的所有过程。

34. 危急值 危急值包含两种情况:①危及生命的极度异常的检验结果,说明患者可能正处于有生命危险的边缘状态,如果不给予及时有效治疗,患者将处于危险的状态,或者立即给予治疗可明显改善预后。一旦出现这样的检验结果,应立刻报告临床医生,提醒其立刻采取相应的治疗措施;否则将会因为错过最佳的治疗时机而使患者的生命安全受到威胁。②对于国家重大传染病,反映那些需要引起我们足够重视的患者检验结果,如禽流感病毒 H7N9、SARS 病毒等。

35. 溯源性 测量结果或测量标准的值通过连续的比较链与一定的参考标准(参考标准通常是国家或国际标准)相联系,使测量结果或测量标准的值能够与规定的参考标准建立一条溯源链。

36. 靶值 在质控中,靶值是对质控样品进行定量分析时的目标值。

37. 质控物 质控物是用与校正物相同的介质所制备,具有较好的稳定性和重复性。其作用主要是控制整个检验分析过程的稳定性,以保证分析仪器、检验试剂、工作环境具有高度的稳定性。

38. 校正物　校正物是以权威机构或法定机构指定的参考物为标准,具有较好的准确性的标本物。用以校正仪器或方法的准确性,使测定结果尽可能接近真实值。

39. 测量准确度　单次测量结果与被测量真实值之间的一致程度,受随机误差和系统误差的影响。

40. 正确度　在检验测量过程中被使用,指多次重复测量所得值的平均值与可接受参考值之间的接近程度。

41. 回收试验　用于评估试验方法正确测定常规样本中加入的被测物量的能力,结果用回收率表示,通过测定比例系统误差,对实验方法的准确度进行评价。

42. 线性　线性是分析方法的一个特征,是分析描述方法的浓度或活性反应曲线接近直线程度的量,不同于准确度和精密度,是分析方法得到与样本中被测物浓度成正比关系结果的能力。

43. 检测限　检测限是指可被检测系统检出的被测量的最低浓度,又称为分析灵敏度。

44. 测量范围　表明测量系统误差处于规定的极限内时,被测量值分布的高低界线之间的范围。

45. 定性试验　仅给出阳性或阴性结果的实验室检查,如乙肝表面抗原阴性或阳性。

46. 昼夜节律　某些检验指标存在昼夜变化,即在一天内有所波动。

47. LIS 系统　英文全称为 Laboratory Information System,简称 LIS 系统。LIS 系统是专为医院检验科设计的一套实验室信息管理系统,是将以数据库为核心的信息化技术与实验室管理需求相结合的信息化管理工具,是一类用来进行实验室管理和处理实验室过程信息的应用软件,一般涉及检验医嘱、条码打印、标本采集、运送、编号、信息录入、检验、数据存取、报告审核、结果报告打印整个检验过程,也包括实验室人力资源管理、质量管理、仪器设备与试剂管理、环境管理、安全管理、信息管理等。检验科从医生开单到结果发出全过程实现了智能化、自动化和规范化管理。LIS 系统的应用有助于提高实验室的整体管理水平,极大地提高了工作效率,减少了质量差错,提高了检验质量。

48.条码技术 条码技术是检验科信息管理系统的重要组成部分，将患者的基本信息、检验项目等多种信息集合在电子条码上，检验人员通过条码识别器自动获取并自动录入检验系统，为检验科提供了高效、准确的信息录入及项目输入工具，极大地提高了工作效率，减少了信息录入错误。

49.床旁检验 简称POCT，英文全称Point of care testing。床旁检验是指在接近患者治疗处，由未经临床实验室训练的人员(或患者自我检验)进行的临床检验，是在传统或中心实验室以外进行的一切检验。POCT发起于20世纪末，因其具有快速、便捷、易操作的特点，广泛应用于医院急诊科、心内科、呼吸内科、重症监护治疗病房(ICU)，小型医院及诊所、家庭等场所。

第七章　110余种疾病临床路径检验项目表

第一节　非手术临床科室系统

一、呼吸内科疾病临床路径检验项目

1.肺血栓栓塞症

(1)必查检验项目:血液分析及血型、尿液分析、粪便分析;肝肾功能、电解质、血糖、血气分析、凝血功能、D-二聚体、感染性疾病筛查(乙肝、丙肝、梅毒、艾滋病等);肌钙蛋白。

(2)选查检验项目:脑钠肽(BNP)、抗心磷脂抗体、蛋白 S、蛋白 C、抗凝血酶Ⅲ。

2.社区获得性肺炎

(1)必查检验项目:血液分析、尿液分析、粪便分析;肝肾功能、血糖、电解质、红细胞沉降率、C反应蛋白、凝血功能、感染性疾病筛查(乙肝、丙肝、梅毒、艾滋病等);痰病原学检查及药敏试验。

(2)选查检验项目:血培养、血气分析、D-二聚体。

3.慢性阻塞性肺疾病　必查检验项目:血液分析、尿液分析、粪便分析;肝肾功能、血糖、电解质、血气分析、凝血功能、D-二聚体、红细胞沉降率、C反应蛋白、感染性疾病筛查(乙肝、丙肝、梅毒、艾滋病等);痰病原学检查及药敏试验。

4.支气管扩张症

(1)必查检验项目:血液分析、尿液分析、粪便分析;肝肾功能、血糖、电解质、红细胞沉降率、C反应蛋白、凝血功能、D-二聚体、感染性疾病筛查(乙肝、丙肝、梅毒、艾滋病等);痰病原学检查及药敏试验。

(2)选查检验项目:血气分析。

5.支气管哮喘

(1)必查检验项目:血液分析、尿液分析、粪便分析;肝肾功能、血糖、

电解质、红细胞沉降率、C 反应蛋白、血气分析、D-二聚体、感染性疾病筛查(乙肝、丙肝、梅毒、艾滋病等)。

(2)血清变应原实验、痰病原学检查及药敏试验。

6. 自发性气胸

(1)必查检验项目:血液分析、尿液分析、粪便分析;肝肾功能、血糖、电解质、凝血功能。

(2)选查检验项目:心肌酶、血气分析、D-二聚体。

二、消化内科疾病临床路径检验项目

1. 肝硬化腹水

(1)必查检验项目:血液分析及血型、尿液分析、粪便分析+隐血试验;肝肾功能、电解质、血糖、凝血功能、甲胎蛋白、乙型肝炎病毒(HBV)、丙型肝炎病毒(HCV)、腹水检查。

(2)选查检验项目:腹水病原学检查、24 小时尿钠排出量/尿钾比值。

2. 轻症急性胰腺炎

(1)必查检验项目:血液分析、尿液分析、粪便分析+隐血试验;肝肾功能、甘油三酯、电解质、血糖、血淀粉酶、胰脂肪酶、C 反应蛋白、凝血功能、血气分析。

(2)选查检验项目:血型及 Rh 血型、糖类抗原 19-9(CA19-9)、甲胎蛋白(AFP)、癌胚抗原(CEA)、自身免疫性抗体(抗核抗体(ANA)、抗可溶性抗原(ENA)等)。

3. 胆总管结石 必查检验项目:血液分析及血型、尿液分析、粪便分析+隐血试验;肝肾功能、血糖、血淀粉酶、胰脂肪酶、凝血功能、感染性疾病筛查(乙肝、丙肝、梅毒、艾滋病等)。

4. 胃十二指肠溃疡

(1)必查检验项目:血液分析及血型、尿液分析、粪便分析+隐血试验;肝肾功能、电解质、血糖、凝血功能、感染性疾病筛查(乙肝、丙肝、梅毒、艾滋病等)。

(2)选查检验项目:血淀粉酶、血胃泌素-17、肿瘤标志物筛查。

5. 大肠息肉 必查检验项目:血液分析及血型、尿液分析、粪便分析

＋隐血试验;肝肾功能、电解质、血糖、凝血功能、感染性疾病筛查(乙肝、丙肝、梅毒、艾滋病等);消化道肿瘤标志物(CA19-9、糖类抗原242(CA242)、CEA等)。

6.反流食管炎　必查检验项目:血液分析、尿液分析、粪便分析＋隐血试验;肝肾功能、电解质、血糖、感染性疾病筛查(乙肝、丙肝、梅毒、艾滋病等)。

三、神经内科疾病临床路径检验项目

1.短暂性脑缺血发作

(1)必查检验项目:血液分析、尿液分析、粪便分析;肝肾功能、电解质、血脂、凝血功能、抗O检验、抗核抗体(ANA)、抗ENA抗体、类风湿因子、纤维蛋白原、感染性疾病筛查(乙肝、丙肝、梅毒、艾滋病等)。

(2)选查检验项目:同型半胱氨酸、抗凝血酶Ⅲ。

2.脑出血

(1)必查检验项目:血液分析、尿液分析、粪便分析;肝肾功能、电解质、血糖、血脂、心肌酶谱、凝血功能、血气分析、感染性疾病筛查(乙肝、丙肝、梅毒、艾滋病等)。

(2)选查检验项目:骨髓穿刺(继发于血液系统疾病脑出血者)。

3.吉兰-巴雷综合征

(1)必查检验项目:血液分析、尿液分析、粪便分析;肝肾功能、电解质、血糖、红细胞沉降率、血气分析、肿瘤全项、免疫五项、风湿三项、感染性疾病筛查(乙肝、丙肝、梅毒、艾滋病等);腰椎穿刺进行脑脊液常规及生化检查、脑脊液细菌涂片检查、脑脊液免疫球蛋白检查、穿刺细胞学病理检查。

(2)选查检验项目:空肠弯曲菌抗体检验。

4.多发性硬化

(1)必查检验项目:血液分析、尿液分析、粪便分析;肝肾功能、电解质、血糖、抗O检验、ANA、ENA、类风湿因子、甲状腺功能、感染性疾病筛查(乙肝、丙肝、梅毒、艾滋病等);腰椎穿刺进行脑脊液常规及生化检查、圆盘电泳寡克隆区带检验、24小时IgG鞘内合成率。

(2)选查检验项目:血淋巴细胞亚群分析、肾上腺皮质功能和嗜铬细胞瘤指标检验、水通道蛋白抗体（NMO抗体）检验。

5. 癫痫

（1）必查检验项目：血液分析、尿液分析、粪便分析；肝肾功能、电解质、血糖、肌酶、血脂、感染性疾病筛查（乙肝、丙肝、梅毒、艾滋病等）。

（2）选查检验项目：相关血药浓度检验。

6. 重症肌无力

（1）必查检验项目：血液分析、尿液分析、粪便分析；肝肾功能、电解质、血糖、血脂、红细胞沉降率、甲状腺功能、血气分析、免疫五项及风湿三项、感染性疾病筛查（乙肝、丙肝、梅毒、艾滋病等）。

（2）选查检验项目：乙酰胆碱受体（AChR）抗体检查。

四、心血管内科疾病临床路径检验项目

1. 不稳定型心绞痛介入治疗

（1）必查检验项目：血液分析及血型、尿液分析＋酮体、粪便分析＋隐血试验；肝肾功能、电解质、血糖、血脂、血清心肌损伤标记物、凝血功能、感染性疾病筛查（乙肝、丙肝、梅毒、艾滋病等）。

（2）选查检验项目：血气分析、脑钠肽、D-二聚体、红细胞沉降率、C反应蛋白或高敏C反应蛋白。

2. 慢性稳定型心绞痛介入治疗

（1）必查检验项目：血液分析及血型、尿液分析＋酮体、粪便分析＋隐血试验；肝肾功能、电解质、血糖、血脂、血清心肌损伤标志物、凝血功能、感染性疾病筛查（乙肝、丙肝、梅毒、艾滋病等）。

（2）选查检验项目：血气分析、BNP、D-二聚体、红细胞沉降率、C反应蛋白或高敏C反应蛋白。

3. 急性非ST段抬高型心肌梗死介入治疗

（1）必查检验项目：血液分析及血型、尿液分析＋酮体、粪便分析＋隐血试验；肝肾功能、电解质、血糖、血脂、血清心肌损伤标志物、凝血功能、感染性疾病筛查（乙肝、丙肝、梅毒、艾滋病等）。

（2）选查检验项目：血气分析、BNP、D-二聚体、红细胞沉降率、C反应蛋白或高敏C反应蛋白。

4. 急性左心衰竭　必查检验项目：血液分析、尿液分析、肝肾功能、

电解质、血糖、心力衰竭的生化标志物(如 BNP 或 NT-Pro BNP)、血清心肌损伤标志物(如肌钙蛋白(TnT 或 TnI)、肌酸激酶同工酶)、凝血功能、D-二聚体、血气分析。

5. 病态窦房结综合征　必查检验项目:血液分析及血型、尿液分析、粪便分析+隐血试验;肝肾功能、电解质、心肌酶、血糖、凝血功能、感染性疾病筛查(乙肝、丙肝、梅毒、艾滋病等)。

6. 持续性室性心动过速　必查检验项目:血液分析及血型、尿液分析、粪便分析;肝肾功能、电解质、血糖、血气分析、凝血功能、血清心肌生化标志物、感染性疾病筛查(乙肝、丙肝、梅毒、艾滋病等)。

7. 急性 ST 段抬高型心肌梗死(STEMI)

(1)必查检验项目:血液分析及血型、凝血功能、心肌损伤标志物、肝肾功能、电解质、血糖、感染性疾病筛查(乙肝、丙肝、梅毒、艾滋病等)。

(2)选查检验项目:尿液分析+酮体、粪便分析+隐血试验、血脂、D-二聚体、BNP、血气分析。

五、血液内科疾病临床路径检验项目

1. 特发性血小板减少性紫癜

(1)必查检验项目:血液分析、尿液分析、粪便分析+隐血试验;肝肾功能、电解质、凝血功能、输血前检查、红细胞沉降率、血涂片、血型、自身免疫系统疾病筛查。

(2)发热或疑有感染者可选择病原微生物培养。

(3)骨髓形态学检查。

2. 急性早幼粒细胞白血病(APL)

(1)血细胞计数及分类。

(2)骨髓检查:形态学(包括组化检查)。

(3)免疫分型。

(4)细胞遗传学:核型分析(t(15;17)及其变异型),荧光原位杂交(FISH)(必要时)。

(5)白血病相关基因(PML/RAR 及其变异型)检验。

3. 初治急性早幼粒细胞白血病(APL)

(1)必查检验项目:血液分析、尿液分析、粪便分析;肝肾功能、电解质、凝血功能、血型、输血前检查。

(2)发热或疑有感染者可选择病原微生物培养。

(3)骨髓检查:形态学(包括组化检查)、免疫分型、细胞遗传学、白血病相关基因(PML/RAR 及其变异型)检验。

(4)治疗后 30 天内必须复查的检验项目:血液分析、肝肾功能、电解质;骨髓检查;微小残留病变检验(有条件时)。

4. 完全缓解的急性早幼粒细胞白血病(APL)

(1)必查检验项目:血液分析、尿液分析、粪便分析;肝肾功能、电解质、凝血功能、血型、输血前检查。

(2)发热或疑有某系统感染者可选择病原微生物培养。

(3)骨髓检查(必要时活检)、微小残留病变检验。

(4)化疗后恢复期复查的检验项目:血液分析、肝肾功能、电解质;骨髓检查(必要时);微小残留病变检验(必要时)。

六、肾内科疾病临床路径检验项目

1. 终末期肾病　必查检验项目:血液分析及血型、尿液分析、粪便分析;肝肾功能、电解质、血糖、血脂、凝血功能、感染性疾病筛查(乙肝、丙肝、梅毒、艾滋病等)、铁代谢、免疫反应性甲状旁腺激素(IPTH)。

2. 狼疮性肾炎行肾穿刺活检

(1)必查检验项目:血液分析+网织红细胞计数、尿液分析、粪便分析、外周血涂片;肝肾功能、电解质、肌酶、血糖、血脂、凝血功能、感染性疾病筛查(乙肝、丙肝、梅毒、艾滋病等)、ANA、抗 dsDNA 抗体、抗心肌磷脂抗体、抗 Sm 抗体、可提取核抗原多肽抗体谱,补体 C3、C4,免疫球蛋白(包括 IgG、IgA、免疫球蛋白 M(IgM))、类风湿因子(RF)、C 反应蛋白(CRP)、红细胞沉降率(ESR)、链球菌溶血素(ASO)、直接和间接抗人球蛋白试验、24 小时尿蛋白定量、尿沉渣检查。

(2)选查检验项目:外周血 CD4$^+$ 和 CD8$^+$ 细胞、抗中性粒细胞胞质抗体(ANCA)、抗肾小球基底膜抗体(GBM)、血清蛋白电泳、甲状腺功能。

3. 急性肾损伤

(1)必查检验项目:血液分析(嗜酸性粒细胞+网织红细胞计数)及

血型、尿液分析、粪便分析;肝肾功能、电解质(包括钙、磷、镁、HCO_3^-)、血糖、凝血功能、血气分析、感染性疾病筛查(乙肝、丙肝、梅毒、艾滋病等);免疫指标(ANA 谱、ANCA、GBM、免疫球蛋白、补体、CRP、ASO、RF、ESR、IPTH);24 小时尿蛋白定量、尿电解质、尿肌酐、尿红细胞位相、尿白细胞分类、尿渗透压或自由水清除率。

(2)选查检验项目:中性粒细胞明胶酶相关脂质运载蛋白(NGAL)、肾损伤分子 1(KIM-1)、白介素-18(IL-18)、抗流行性出血热病毒抗体;血和尿轻链定量、血培养、肿瘤标志物、凝血功能及纤溶指标、血和尿免疫固定电泳。

4. IgA 肾病行肾穿刺活检

(1)必查检验项目:血液分析、尿液分析、粪便分析;肝肾功能、电解质、血糖、血脂、凝血功能、蛋白电泳、免疫指标(ANA 谱、IgG、IgA、IgM、补体 C3、补体 C4、CRP、ESR、RF、ASO)、感染性疾病筛查(乙肝、丙肝、梅毒、艾滋病等);24 小时尿蛋白定量、尿红细胞位相。

(2)肾活检前必须检查项目:血液分析、尿液分析;肝肾功能、凝血功能、感染性疾病筛查(乙肝、丙肝、梅毒、艾滋病等);24 小时尿蛋白定量。

(3)选查检验项目:ANCA、抗 GBM 抗体、人白细胞抗原 B27(HLA-27)、甲状腺功能、尿 β2-微球蛋白、尿 N-乙酰-β 葡萄糖苷酶(NAG)、血和尿免疫固定电泳、血和尿轻链定量、肿瘤标志物。

七、内分泌疾病临床路径检验项目

1. Ⅰ型糖尿病

(1)必查检验项目:血液分析、尿液分析+酮体、粪便分析;全天毛细血管血糖谱(三餐前、三餐后 2 小时、睡前、必要时 0 点、凌晨 3 点等);肝肾功能、电解质、血脂;糖化血红蛋白(HbA1c)、胰岛 B 细胞自身抗体(抗胰岛细胞抗体(ICA)、谷氨酸脱羧酶抗体(GAD))、口服葡萄糖耐量试验和同步 C 肽释放试验(病情允许时)、尿蛋白/肌酐、24 小时尿蛋白定量。

(2)选查检验项目:血气分析、糖化血清蛋白(果糖胺)、胰岛 B 细胞自身抗体(胰岛素自身抗体(IAA)、胰岛细胞抗原 2 抗体(IA-2A)等)、动态血糖监测(血糖未达标和(或)血糖波动较大者);相关免疫指标

（CRP、ESR、RF、免疫球蛋白全套、补体全套、ANA 和 ENA）、自身抗体（抗甲状腺、抗肾上腺、抗卵巢抗体等）。

2. Ⅱ型糖尿病

（1）必查检验项目：血液分析、尿液分析＋酮体、粪便分析；全天毛细血管血糖谱（三餐前、三餐后 2 小时、睡前、必要时 0 点、凌晨 3 点等）；肝肾功能、电解质、血脂、血黏度；糖化血红蛋白（HbA1c）和糖化血清蛋白（果糖胺）；口服葡萄糖耐量试验和同步胰岛素或 C 肽释放试验。

（2）并发症相关检查项目：尿蛋白/肌酐、24 小时尿蛋白定量。

（3）选查检验项目：抗胰岛细胞抗体（ICA）、胰岛素自身抗体（IAA）、谷氨酸脱羧酶抗体（GAD）、胰岛细胞抗原 2 抗体（IA-2A）、血乳酸；肿瘤指标筛查，感染性疾病筛查。

3. 嗜铬细胞瘤/副神经节瘤

（1）必查检验项目：血液分析、尿液分析、粪便分析＋隐血试验；肝肾功能、电解质、血气分析、肿瘤标志物；血、尿儿茶酚胺及其代谢物检验，激发试验和（或）抑制试验。

（2）选查检验项目：静脉分段取血检验血浆儿茶酚胺水平及其代谢产物，^{131}I 或 ^{125}I 放射性标志物间碘苄胍（MIBG）。

4. 库欣综合征

（1）必查检验项目：血液分析、尿液分析、粪便分析；肝肾功能、电解质、血脂、凝血功能、肿瘤标志物、口服葡萄糖耐量检查及胰岛素释放试验。

（2）选查检验项目：血气分析；血促肾上腺皮质激素（ACTH）（2～3次）；联合小剂量及大剂量地塞米松抑制试验；血皮质醇昼夜节律检验、24 小时尿游离皮质醇检验及过夜地塞米松抑制试验；多发性内分泌肿瘤综合征（MEN）的检查：甲状旁腺激素（PTH）、降钙素、胃泌素及垂体其他相关激素的检查；垂体-肾上腺轴其他激素的术前评估：生长激素、甲状腺激素、性激素、醛固酮、肾素、儿茶酚胺类激素（必要时）。

5. Graves 病　必查检验项目：血液分析、尿液分析、粪便分析；肝肾功能、电解质、血糖、红细胞沉降率；甲状腺素（T4）、三碘甲状腺原氨酸（T3）、游离甲状腺素（FT4）、游离三碘甲状腺原氨酸（FT3）、超敏促甲状腺激素(STSH)、促甲状腺激素受体抗体(TRAb)、抗甲状腺球蛋白抗体(TGAb)、抗甲状腺过氧化物酶抗体(TPOAb);^{131}I摄取率。

第二节　手术临床科室系统

一、普外科疾病临床路径检验项目

1.胃十二指肠溃疡

(1)必查检验项目:血液分析、尿液分析、粪便分析＋隐血试验;肝肾功能、电解质、凝血功能、血型、感染性疾病筛查(乙肝、丙肝、梅毒、艾滋病等)。

(2)术后6~11天必须复查项目:血液分析、肝肾功能、电解质。

2.急性乳腺炎

(1)必查检验项目:血液分析、尿液分析、粪便分析;肝肾功能、凝血功能、血型、感染性疾病筛查(乙肝、丙肝、梅毒、艾滋病等)。

(2)术后取脓液送细菌培养＋药敏试验。

(3)术后3~7天必须复查项目:血液分析。

3.直肠息肉

(1)必查检验项目:血液分析、尿液分析、粪便分析＋隐血试验;肝肾功能、电解质、凝血功能、血型、感染性疾病筛查(乙肝、丙肝、梅毒、艾滋病等)。

(2)术后2~7天依病情检查项目:血液分析、肝肾功能、电解质。

4.门静脉高压症

(1)必查检验项目:血液分析、尿液分析、粪便分析＋隐血试验;肝肾功能、电解质、凝血功能、血型、血氨、甲胎蛋白、各种肝炎病毒学指标检验(乙肝五项、乙肝DNA定量、抗HCV)、感染性疾病筛查(梅毒、艾滋病等)。

(2)术后7~10天必须复查项目:血液分析、肝肾功能、电解质、血氨、凝血五项。

5.腹股沟疝　必查检验项目:血液分析、尿液分析、粪便分析;肝肾功能、电解质、血糖、凝血功能、血型、感染性疾病筛查(乙肝、丙肝、梅毒、艾滋病等)。

6. 下肢静脉曲张 必查检验项目:血液分析、尿液分析、粪便分析;肝肾功能、电解质、凝血功能、感染性疾病筛查(乙肝、丙肝、梅毒、艾滋病等)。

7. 血栓性外痔 必查检验项目:血液分析、尿液分析;肝肾功能、电解质、凝血功能、血型、感染性疾病筛查(乙肝、丙肝、梅毒、艾滋病等)。

8. 急性单纯性阑尾炎

(1)必查检验项目:血液分析、尿液分析;肝肾功能、凝血功能、感染性疾病筛查(乙肝、丙肝、梅毒、艾滋病等)。

(2)术后复查血液分析。

9. 结节性甲状腺肿

(1)必查检验项目:血液分析、尿液分析;肝肾功能、甲状腺功能等;感染性疾病筛查(乙肝、丙肝、梅毒、艾滋病等)。

(2)术后必须复查甲状腺功能。

10. 乳腺癌

(1)必查检验项目:血液分析、尿液分析、粪便分析;肝肾功能、电解质、血脂、凝血功能、感染性疾病筛查(乙肝、丙肝、梅毒、艾滋病等)。

(2)选查检验项目:血气分析。

二、神经外科疾病临床路径检验项目

1. 前颅窝底脑膜瘤

(1)必查检验项目:血液分析、尿液分析;肝肾功能、电解质、血糖、凝血功能、血型、感染性疾病筛查(乙肝、丙肝、梅毒、艾滋病等)。

(2)术后 10 天必须复查项目:血液分析、肝肾功能、电解质。

2. 后颅窝底脑膜瘤 必查检验项目:血液分析、尿液分析;肝肾功能、电解质、血糖、凝血功能、血型、感染性疾病筛查(乙肝、丙肝、梅毒、艾滋病等)。

3. 垂体腺瘤

(1)必查检验项目:血液分析、尿液分析;肝肾功能、电解质、血糖、凝血功能、血型、感染性疾病筛查(乙肝、丙肝、梅毒、艾滋病等);性激素 6 项、生长激素、胰岛素样生长因子 1、甲状腺功能、血清皮质醇(上午 8 点、下午 5 点、下午 12 点)。

（2）选查检验项目：24 小时尿游离皮质醇/17-羟皮质类固醇等。

（3）术后 7～10 天根据垂体腺瘤类型，复查相关激素水平。

4. 小脑扁桃体下疝畸形

（1）必查检验项目：血液分析、尿液分析；肝肾功能、电解质、血糖、凝血功能、血型、感染性疾病筛查（乙肝、丙肝、梅毒、艾滋病等）。

（2）术后 10 天必须复查项目：血液分析、尿液分析；肝肾功能、电解质、血糖、凝血功能。

5. 三叉神经痛　必查检验项目：血液分析、尿液分析；肝肾功能、电解质、血糖、凝血功能、血型、感染性疾病筛查（乙肝、丙肝、梅毒、艾滋病等）。

6. 慢性硬脑膜下血肿　必查检验项目：血液分析、尿液分析；肝肾功能、电解质、血糖、凝血功能及血小板检查、血型、感染性疾病筛查（乙肝、丙肝、梅毒、艾滋病等）。

三、骨科疾病临床路径检验项目

1. 腰椎间盘突出症

（1）必查检验项目：血液分析、尿液分析、粪便分析；肝肾功能、电解质、血糖、凝血功能、感染性疾病筛查（乙肝、丙肝、梅毒、艾滋病等）。

（2）术后 4～11 天必须复查检验项目：血液分析、尿液分析。

2. 颈椎病　必查检验项目：血液分析、尿液分析；肝肾功能、电解质、血糖、凝血功能、感染性疾病筛查（乙肝、丙肝、梅毒、艾滋病等）。

3. 重度膝关节骨关节炎

（1）必查检验项目：血液分析、尿液分析；肝肾功能、电解质、血糖、血脂、红细胞沉降率、C 反应蛋白、凝血功能、感染性疾病筛查（乙肝、丙肝、梅毒、艾滋病等）。

（2）选查检验项目：血气分析、输血前检查。

（3）术后 10～14 天必须复查项目：血液分析。必要时查凝血功能、红细胞沉降率、CRP、D-二聚体。

4. 股骨颈骨折

（1）必查检验项目：血液分析、尿液分析、粪便分析；肝肾功能、电解质、血糖、血脂、凝血功能、感染性疾病筛查（乙肝、丙肝、梅毒、艾滋病等）。

(2)选查检验项目:血气分析。

(3)术后 6～14 天必须复查项目:血液分析。必要时查凝血功能、肝肾功能、电解质、D-二聚体。

5. 胫骨平台骨折

(1)必查检验项目:血液分析、尿液分析;肝肾功能、电解质、血糖、凝血功能、感染性疾病筛查(乙肝、丙肝、梅毒、艾滋病等)。

(2)选查检验项目:血气分析。

(3)术后 5～14 天必须复查项目:血液分析。必要时查凝血功能、肝肾功能、电解质、D-二聚体。

6. 踝关节骨折

(1)必查检验项目:血液分析、尿液分析;肝肾功能、电解质、血糖、凝血功能、感染性疾病筛查(乙肝、丙肝、梅毒、艾滋病等)。

(2)选查检验项目:血气分析。

(3)术后 5～14 天必须复查项目:血液分析。必要时查凝血功能、肝肾功能、电解质。

7. 股骨干骨折

(1)必查检验项目:血液分析、尿液分析;肝肾功能、电解质、血糖、凝血功能、感染性疾病筛查(乙肝、丙肝、梅毒、艾滋病等)。

(2)选查检验项目:血气分析。

(3)术后 6～9 天必须复查项目:血液分析、凝血功能。必要时查肝肾功能、电解质。

四、泌尿外科疾病临床路径检验项目

1. 肾癌

(1)必查检验项目:血液分析、尿液分析;肝肾功能、电解质、血型、凝血功能、感染性疾病筛查(乙肝、丙肝、梅毒、艾滋病等)。

(2)术后必须复查项目:血液分析、尿液分析。

2. 膀胱肿瘤

(1)必查检验项目:血液分析、尿液分析;肝肾功能、电解质、血型、凝血功能、感染性疾病筛查(乙肝、丙肝、梅毒、艾滋病等)。

(2)术后必须复查项目:血液分析、尿液分析。

3.良性前列腺增生

(1)必查检验项目:血液分析、尿液分析;肝肾功能、电解质、血型、凝血功能、感染性疾病筛查(乙肝、丙肝、梅毒、艾滋病等)。

(2)术后必须复查项目:血液分析、尿液分析。

4.肾结石

(1)必查检验项目:血液分析、尿液分析;肝肾功能、电解质、血型、凝血功能、感染性疾病筛查(乙肝、丙肝、梅毒、艾滋病等)。

(2)术后必须复查项目:血液分析、尿液分析。

5.输尿管结石

(1)必查检验项目:血液分析、尿液分析;肝肾功能、电解质、血型、凝血功能、感染性疾病筛查(乙肝、丙肝、梅毒、艾滋病等)。

(2)术后必须复查项目:血液分析、尿液分析。

五、胸外科疾病临床路径检验项目

1.贲门失弛缓症

(1)必查检验项目:血液分析、尿液分析;肝肾功能、电解质、血型、凝血功能、感染性疾病筛查(乙肝、丙肝、梅毒、艾滋病等)。

(2)术后必须复查项目:血液分析、肝肾功能、电解质。

2.自发性气胸

(1)必查检验项目:血液分析、尿液分析;肝肾功能、电解质、血型、凝血功能、感染性疾病筛查(乙肝、丙肝、梅毒、艾滋病等)。

(2)选查检验项目:血气分析。

(3)术后5~10天必须复查项目:血液分析、凝血功能。必要时复查肝肾功能、电解质。

3.食管癌

(1)必查检验项目:血液分析、尿液分析、粪便分析;肝肾功能、电解质、血型、凝血功能、感染性疾病筛查(乙肝、丙肝、梅毒、艾滋病等)、血气分析。

(2)术后10~14天必须复查项目:血液分析、肝肾功能、电解质。

4.支气管肺癌

（1）必查检验项目：血液分析、尿液分析、粪便分析；肝肾功能、电解质、血型、凝血功能、感染性疾病筛查（乙肝、丙肝、梅毒、艾滋病等）、血气分析。

（2）术后7～14天必须复查项目：血液分析、肝肾功能、电解质。

六、心血管外科疾病临床路径检验项目

1.房间隔缺损

（1）必查检验项目：血液分析、尿液分析；肝肾功能、电解质、血型、凝血功能、感染性疾病筛查（乙肝、丙肝、梅毒、艾滋病等）。

（2）选查检验项目：心肌酶谱。

（3）术后8～11天必须复查项目：血液分析、肝肾功能、电解质。

2.室间隔缺损

（1）必查检验项目：血液分析、尿液分析；肝肾功能、电解质、血型、凝血功能、感染性疾病筛查（乙肝、丙肝、梅毒、艾滋病等）。

（2）选查检验项目：心肌酶谱。

（3）术后8～11天必须复查项目：血液分析、肝肾功能、电解质。

3.动脉导管未闭

（1）必查检验项目：血液分析、尿液分析；肝肾功能、电解质、血型、凝血功能、感染性疾病筛查（乙肝、丙肝、梅毒、艾滋病等）。

（2）选查检验项目：心肌酶谱。

4.冠状动脉粥样硬化性心脏病

（1）必查检验项目：血液分析、尿液分析；肝肾功能、电解质、血糖、血型、凝血功能、感染性疾病筛查（乙肝、丙肝、梅毒、艾滋病等）、血气分析。

（2）选查检验项目：心肌酶谱、肌钙蛋白。

（3）术后9～14天必须复查项目：血液分析、肝肾功能、电解质、血糖。

5.风湿性心脏病二尖瓣病变

（1）必查检验项目：血液分析、尿液分析、粪便分析；肝肾功能、电解质、风湿性疾病检查、血型、凝血功能、感染性疾病筛查（乙肝、丙肝、梅毒、艾滋病等）。

（2）选查检验项目：血气分析。

（3）术后必须复查项目：血液分析、肝肾功能、电解质、抗凝监测。

第三节　妇产科系统

一、妇科疾病临床路径检验项目

1. 子宫腺肌病

（1）必查检验项目：血液分析、尿液分析、粪便分析；肝肾功能、电解质、血糖、血型、凝血功能、感染性疾病筛查（乙肝、丙肝、梅毒、艾滋病等）。

（2）选查检验项目：肿瘤标志物。

（3）术后必须复查项目：血液分析、尿液分析。

2. 卵巢良性肿瘤

（1）必查检验项目：血液分析、尿液分析、粪便分析；肝肾功能、电解质、血糖、血型、凝血功能、肿瘤标志物、感染性疾病筛查（乙肝、丙肝、梅毒、艾滋病等）。

（2）术后必须复查项目：血液分析、尿液分析。

3. 宫颈癌

（1）必查检验项目：血液分析、尿液分析、粪便分析；肝肾功能、电解质、血糖、血型、凝血功能、感染性疾病筛查（乙肝、丙肝、梅毒、艾滋病等）。

（2）选查检验项目：肿瘤标志物（鳞状细胞癌抗原（SCC）或血癌抗原（CA125）等）。

（3）术后必须复查项目：血液分析、尿液分析、肝肾功能、电解质。

4. 输卵管妊娠

（1）必查检验项目：血液分析、尿液分析、粪便分析；肝肾功能、电解质、血糖、血型、凝血功能、血 β-HCG 和尿 HCG、感染性疾病筛查（乙肝、丙肝、梅毒、艾滋病等）。

（2）术后必须复查项目：血 β-HCG、血液分析、尿液分析。

5. 子宫平滑肌瘤

(1)必查检验项目:血液分析、尿液分析;肝肾功能、电解质、血糖、血型、凝血功能、感染性疾病筛查(乙肝、丙肝、梅毒、艾滋病等);阴道清洁度检查。

(2)选查检验项目:CA125、HCG等。

(3)术后必须复查项目:血液分析、尿液分析。

二、产科疾病临床路径检验项目

1. 胎膜早破行阴道分娩

(1)必查检验项目:血液分析、尿液分析、血型、凝血功能、感染性疾病筛查(乙肝、丙肝、梅毒、艾滋病等)。

(2)选查检验项目:肝肾功能、电解质、C反应蛋白。

(3)必须复查项目:血液分析、尿液分析。

2. 自然临产阴道分娩

(1)必查检验项目:血液分析、尿液分析、血型、凝血功能、感染性疾病筛查(乙肝、丙肝、梅毒、艾滋病等)(孕期未做筛查者)。

(2)选查检验项目:肝肾功能、电解质。

(3)必须复查项目:血液分析、尿液分析。

3. 计划性剖宫产

(1)必查检验项目:血液分析、尿液分析、凝血功能、感染性疾病筛查(乙肝、丙肝、梅毒、艾滋病等)(孕期未做筛查者)。

(2)必须复查项目:血液分析、尿液分析。

第四节 儿 科 系 统

一、儿科疾病临床路径检验项目

1. 轮状病毒肠炎

(1)必查检验项目:血液分析、尿液分析、粪便分析、肝肾功能、电解质、C反应蛋白、粪便轮状病毒检验。

(2)选查检验项目:血气分析、粪便乳糖检验。

(3)必须复查项目:血液分析、尿液分析、粪便分析、电解质。

2. 支原体肺炎

(1)必查检验项目：血液分析、尿液分析、粪便分析、肝肾功能、电解质、C反应蛋白、血清肺炎支原体抗体检验或血清冷凝集试验或咽拭子分离支原体。

(2)选查检验项目：痰培养、血气分析、心肌酶谱、呼吸道病毒和细菌检验。

(3)必须复查项目：血液分析、C反应蛋白、肝肾功能。

3. 麻疹合并肺炎

(1)必查检验项目：血液分析、尿液分析、粪便分析、肝肾功能、C反应蛋白、心肌酶谱、血清麻疹病毒IgM抗体、血气分析。

(2)选查检验项目：呼吸道分泌物其他致病源检验、细胞免疫功能检验等。

(3)必须复查项目：血液分析、C反应蛋白、心肌酶谱。

4. 母婴ABO血型不合溶血病临床路径检验项目

(1)必查检验项目：血液分析、尿液分析、粪便分析；外周血细胞涂片、网织红细胞计数、血清胆红素、肝肾功能、患儿及母亲血型鉴定、抗人球蛋白试验和(或)抗体释放试验。

(2)选查检验项目：凝血功能、感染性疾病筛查(乙肝、丙肝、梅毒、艾滋病等)。

(3)必须复查项目：血液分析、胆红素、电解质。

二、小儿外科疾病临床路径检验项目

1. 先天性巨结肠

(1)必查检验项目：血液分析、尿液分析、粪便分析＋隐血试验、血型、C反应蛋白、肝肾功能、电解质、血气分析、凝血功能、感染性疾病筛查(乙肝、丙肝、梅毒、艾滋病等)。

(2)术后必须复查项目：血液分析、C反应蛋白、肝肾功能、电解质、血气分析。

2. 先天性肥厚性幽门狭窄

(1)必查检验项目：血液分析、尿液分析、肝肾功能、电解质、血气分析、凝血功能、感染性疾病筛查(乙肝、丙肝、梅毒、艾滋病等)。

(2)选查检验项目:C反应蛋白等。

(3)术后必须复查项目:血液分析、电解质。

3. 尿道下裂

(1)必查检验项目:血液分析、尿液分析、肝肾功能、电解质、凝血功能、感染性疾病筛查(乙肝、丙肝、梅毒、艾滋病等)。

(2)选查检验项目:C反应蛋白。

4. 急性肠套叠

(1)必查检验项目:血液分析、尿液分析、粪便分析、肝肾功能、电解质、血气分析、血型、凝血功能、感染性疾病筛查(乙肝、丙肝、梅毒、艾滋病等)。

(2)术后必须复查项目:血液分析、血气分析、肝肾功能、电解质。

第五节 其他临床科室

一、眼科疾病临床路径检验项目

1. 原发性急性闭角型青光眼 必查检验项目:血液分析、尿液分析、肝肾功能、凝血功能、感染性疾病筛查(乙肝、丙肝、梅毒、艾滋病等)。

2. 单纯性孔源性视网膜脱离 必查检验项目:血液分析、尿液分析、肝肾功能、血糖、凝血功能、感染性疾病筛查(乙肝、丙肝、梅毒、艾滋病等)。

3. 共同性斜视 必查检验项目:血液分析、尿液分析、肝肾功能、凝血功能、感染性疾病筛查(乙肝、丙肝、梅毒、艾滋病等)。

4. 上睑下垂 必查检验项目:血液分析、尿液分析、肝肾功能、凝血功能、感染性疾病筛查(乙肝、丙肝、梅毒、艾滋病等)。

5. 老年性白内障 必查检验项目:血液分析、尿液分析、肝肾功能、凝血功能、血糖。

二、耳鼻喉科疾病临床路径检验项目

1. 慢性化脓性中耳炎

(1)必查检验项目:血液分析、尿液分析、肝肾功能、电解质、凝血功

能、血糖、感染性疾病筛查(乙肝、丙肝、梅毒、艾滋病等)。

(2)选查检验项目:中耳脓液细菌培养＋药敏试验。

2.声带息肉　必查检验项目:血液分析、尿液分析、肝肾功能、凝血功能、血糖、感染性疾病筛查(乙肝、丙肝、梅毒、艾滋病等)。

3.慢性鼻窦炎

(1)必查检验项目:血液分析、尿液分析、肝肾功能、电解质、凝血功能、血糖、感染性疾病筛查(乙肝、丙肝、梅毒、艾滋病等)。

(2)选查检验项目:变应原及相关免疫学检验。

4.喉癌　必查检验项目:血液分析、尿液分析、肝肾功能、电解质、凝血功能、血糖、感染性疾病筛查(乙肝、丙肝、梅毒、艾滋病等)。

三、口腔科疾病临床路径检验项目

1.舌癌　必查检验项目:血液分析、尿液分析、粪便分析、血型、肝肾功能、凝血功能、感染性疾病筛查(乙肝、丙肝、梅毒、艾滋病等)。

2.唇裂　必查检验项目:血液分析、尿液分析、粪便分析、血型、肝肾功能、凝血功能、感染性疾病筛查(乙肝、丙肝、梅毒、艾滋病等)。

3.腭裂　必查检验项目:血液分析、尿液分析、粪便分析、血型、肝肾功能、凝血功能、感染性疾病筛查(乙肝、丙肝、梅毒、艾滋病等)。

4.下颌骨骨折

(1)必查检验项目:血液分析、尿液分析、粪便分析、血型、肝肾功能、凝血功能、感染性疾病筛查(乙肝、丙肝、梅毒、艾滋病等)。

(2)术后必须复查项目:血液分析。

5.下颌前突畸形

(1)必查检验项目:血液分析、尿液分析、粪便分析、血型、肝肾功能、凝血功能、感染性疾病筛查(乙肝、丙肝、梅毒、艾滋病等)。

(2)术后必须复查项目:血液分析。

6.腮腺多形性腺瘤　必查检验项目:血液分析、尿液分析、粪便分析、血型、肝肾功能、凝血功能、感染性疾病筛查(乙肝、丙肝、梅毒、艾滋病等)。

四、皮肤科疾病临床路径检验项目

1. 带状疱疹

(1)必查检验项目:血液分析、尿液分析、粪便分析、肝肾功能、电解质、血糖、血脂、免疫球蛋白、感染性疾病筛查(乙肝、丙肝、梅毒、艾滋病等)。

(2)选查检验项目:肿瘤抗原及标志物、创面细菌培养及药敏试验。

(3)必须复查项目:血液分析、肝肾功能、电解质、血糖等。

2. 皮肌炎/多发性肌炎

(1)必查检验项目:血液分析、尿液分析、粪便分析+隐血试验、肝肾功能、电解质、血糖、血脂、心肌酶谱、ANA、ENA、抗双链 DNA 抗体(dsDNA)、类风湿因子(RF)、免疫球蛋白、补体、红细胞沉降率、抗链球菌溶血素 O、感染性疾病筛查(乙肝、丙肝、梅毒、艾滋病等);24 小时尿肌酸、24 小时尿肌酐。

(2)选查检验项目:肿瘤抗原及标志物。

(3)必须复查项目:血液分析、尿液分析、粪便分析+隐血试验、肝肾功能、电解质、血糖、心肌酶谱、24 小时尿肌酸、24 小时尿肌酐。

(4)可选复查项目:细菌培养及药敏试验、血气分析。

3. 寻常型天疱疮

(1)必查检验项目:血液分析、尿液分析、粪便分析+隐血试验、肝肾功能、电解质、血糖、血脂、免疫球蛋白、感染性疾病筛查(乙肝、丙肝、梅毒、艾滋病等)、血清间接免疫荧光法检验天疱疮抗体及滴度、创面细菌培养及药敏试验。

(2)选查检验项目:肿瘤抗原及标志物。

(3)必须复查项目:血液分析、尿液分析、粪便分析+隐血试验、肝肾功能、电解质、血糖、血清间接免疫荧光法检验天疱疮抗体及滴度、创面细菌培养及药敏试验。

(4)可选复查项目:痰液细菌培养及药敏试验(继发肺部感染者)、痰液/粪便真菌涂片及培养(肺部/肠道二重感染者)。

4. 重症多形红斑/中毒性表皮坏死松解型药疹

(1)必查检验项目:血液分析、尿液分析、粪便分析+隐血试验、肝肾功能、电解质、血糖、血脂、红细胞沉降率、C反应蛋白、感染性疾病筛查（乙肝、丙肝、梅毒、艾滋病等）、创面细菌培养及药敏试验（创面破溃疑有感染者）。

（2）必须复查项目：血液分析、尿液分析、粪便分析＋隐血试验、肝肾功能、电解质、血糖、血液、痰液及分泌物的细菌真菌培养及药敏试验。

五、肿瘤科疾病临床路径检验项目

1. 甲状腺癌

（1）必查检验项目：血液分析、尿液分析、粪便分析；肝肾功能、电解质、血糖、血型、凝血功能、血钙、血磷、甲状腺功能、感染性疾病筛查（乙肝、丙肝、梅毒、艾滋病等）。

（2）术后必须检查项目：血液分析、甲状腺功能。

2. 结肠癌

（1）必查检验项目：血液分析、尿液分析、粪便分析；肝肾功能、电解质、血糖、血型、凝血功能、血脂、消化道肿瘤标志物、感染性疾病筛查（乙肝、丙肝、梅毒、艾滋病等）。

（2）术后必须检查项目：血液分析、肝肾功能、电解质、血糖、消化道肿瘤标志物。

3. 胃癌

（1）必查检验项目：血液分析、尿液分析、粪便分析＋隐血试验；肝肾功能、电解质、血糖、凝血功能、血脂、消化道肿瘤标志物、感染性疾病筛查（乙肝、丙肝、梅毒、艾滋病等）。

（2）选查检验项目：血型、交叉配血。

（3）术后必须检查项目：血液分析、肝肾功能、电解质、血糖、消化道肿瘤标志物。

附录 A　中华人民共和国献血法

第一条　为保证医疗临床用血需要和安全,保障献血者和用血者身体健康,发扬人道主义精神,促进社会主义物质文明和精神文明建设,制定本法。

第二条　国家实行无偿献血制度。

国家提倡十八周岁至五十五周岁的健康公民自愿献血。

第三条　地方各级人民政府领导本行政区域内的献血工作,统一规划并负责组织、协调有关部门共同做好献血工作。

第四条　县级以上各级人民政府卫生行政部门监督管理献血工作。

各级红十字会依法参与、推动献血工作。

第五条　各级人民政府采取措施广泛宣传献血的意义,普及献血的科学知识,开展预防和控制经血液途径传播的疾病的教育。

新闻媒介应当开展献血的社会公益性宣传。

第六条　国家机关、军队、社会团体、企业事业组织、居民委员会、村民委员会,应当动员和组织本单位或者本居住区的适龄公民参加献血。

现役军人献血的动员和组织办法,由中国人民解放军卫生主管部门制定。

对献血者,发给国务院卫生行政部门制作的无偿献血证书,有关单位可以给予适当补贴。

第七条　国家鼓励国家工作人员、现役军人和高等学校在校学生率先献血,为树立社会新风尚作表率。

第八条　血站是采集、提供临床用血的机构,是不以营利为目的的公益性组织。设立血站向公民采集血液,必须经国务院卫生行政部门或者省、自治区、直辖市人民政府卫生行政部门批准。血站应当为献血者提供各种安全、卫生、便利的条件。血站的设立条件和管理办法由国务院卫生行政部门制定。

第九条　血站对献血者必须免费进行必要的健康检查;身体状况不

符合献血条件的,血站应当向其说明情况,不得采集血液。献血者的身体健康条件由国务院卫生行政部门规定。

血站对献血者每次采集血液量一般为二百毫升,最多不得超过四百毫升,两次采集间隔期不少于六个月。

严格禁止血站违反前款规定对献血者超量、频繁采集血液。

第十条　血站采集血液必须严格遵守有关操作规程和制度,采血必须由具有采血资格的医务人员进行,一次性采血器材用后必须销毁,确保献血者的身体健康。

血站应当根据国务院卫生行政部门制定的标准,保证血液质量。

血站对采集的血液必须进行检测;未经检测或者检测不合格的血液,不得向医疗机构提供。

第十一条　无偿献血的血液必须用于临床,不得买卖。血站、医疗机构不得将无偿献血的血液出售给单采血浆站或者血液制品生产单位。

第十二条　临床用血的包装、储存、运输,必须符合国家规定的卫生标准和要求。

第十三条　医疗机构对临床用血必须进行核查,不得将不符合国家规定标准的血液用于临床。

第十四条　公民临床用血时只交付用于血液的采集、储存、分离、检验等费用;具体收费标准由国务院卫生行政部门会同国务院价格主管部门制定。

无偿献血者临床需要用血时,免交前款规定的费用;无偿献血者的配偶和直系亲属临床需要用血时,可以按照省、自治区、直辖市人民政府的规定免交或者减交前款规定的费用。

第十五条　为保障公民临床急救用血的需要,国家提倡并指导择期手术的患者自身储血,动员家庭、亲友、所在单位以及社会互助献血。

为保证应急用血,医疗机构可以临时采集血液,但应当依照本法规定,确保采血用血安全。

第十六条　医疗机构临床用血应当制定用血计划,遵循合理、科学的原则,不得浪费和滥用血液。

医疗机构应当积极推行按血液成分针对医疗实际需要输血,具体管理办法由国务院卫生行政部门制定。

国家鼓励临床用血新技术的研究和推广。

第十七条　各级人民政府和红十字会对积极参加献血和在献血工作中做出显著成绩的单位和个人，给予奖励。

第十八条　有下列行为之一的，由县级以上地方人民政府卫生行政部门予以取缔，没收违法所得，可以并处十万元以下的罚款；构成犯罪的，依法追究刑事责任：

（一）非法采集血液的；

（二）血站、医疗机构出售无偿献血的血液的；

（三）非法组织他人出卖血液的。

第十九条　血站违反有关操作规程和制度采集血液，由县级以上地方人民政府卫生行政部门责令改正；给献血者健康造成损害的，应当依法赔偿，对直接负责的主管人员和其他直接责任人员，依法给予行政处分；构成犯罪的，依法追究刑事责任。

第二十条　临床用血的包装、储存、运输，不符合国家规定的卫生标准和要求的，由县级以上地方人民政府卫生行政部门责令改正，给予警告，可以并处一万元以下的罚款。

第二十一条　血站违反本法的规定，向医疗机构提供不符合国家规定标准的血液的，由县级以上人民政府卫生行政部门责令改正；情节严重，造成经血液途径传播的疾病传播或者有传播严重危险的，限期整顿，对直接负责的主管人员和其他直接责任人员，依法给予行政处分；构成犯罪的，依法追究刑事责任。

第二十二条　医疗机构的医务人员违反本法规定，将不符合国家规定标准的血液用于患者的，由县级以上地方人民政府卫生行政部门责令改正；给患者健康造成损害的，应当依法赔偿，对直接负责的主管人员和其他直接责任人员，依法给予行政处分；构成犯罪的，依法追究刑事责任。

第二十三条　卫生行政部门及其工作人员在献血、用血的监督管理工作中，玩忽职守，造成严重后果，构成犯罪的，依法追究刑事责任；尚不构成犯罪的，依法给予行政处分。

第二十四条　本法自1998年10月1日起施行。

附录 B 医疗机构临床实验室管理办法

第一章 总 则

第一条 为加强对医疗机构临床实验室的管理,提高临床检验水平,保证医疗质量和医疗安全,根据《执业医师法》《医疗机构管理条例》和《病原微生物实验室生物安全管理条例》等有关法律、法规制定本办法。

第二条 本办法所称医疗机构临床实验室是指对取自人体的各种标本进行生物学、微生物学、免疫学、化学、血液免疫学、血液学、生物物理学、细胞学等检验,并为临床提供医学检验服务的实验室。

第三条 开展临床检验工作的医疗机构适用本办法。

第四条 卫生部负责全国医疗机构临床实验室的监督管理工作。县级以上地方卫生行政部门负责辖区内医疗机构临床实验室的监督管理工作。

第五条 医疗机构应当加强临床实验室建设和管理,规范临床实验室执业行为,保证临床实验室按照安全、准确、及时、有效、经济、便民和保护患者隐私的原则开展临床检验工作。

第二章 医疗机构临床实验室管理的一般规定

第六条 卫生行政部门在核准医疗机构的医学检验科诊疗科目登记时,应当明确医学检验科下设专业。医疗机构应当按照卫生行政部门核准登记的医学检验科下设专业诊疗科目设定临床检验项目,提供临床检验服务。新增医学检验科下设专业或超出已登记的专业范围开展临床检验项目,应当按照《医疗机构管理条例》的有关规定办理变更登记手续。

第七条 医疗机构临床实验室提供的临床检验服务应当满足临床工作的需要。

第八条 医疗机构应当保证临床检验工作客观、公正,不受任何部门、经济利益等影响。

第九条　医疗机构临床实验室应当集中设置,统一管理,资源共享。

第十条　医疗机构应当保证临床实验室具备与其临床检验工作相适应的专业技术人员、场所、设施、设备等条件。

第十一条　医疗机构临床实验室应当建立健全并严格执行各项规章制度,严格遵守相关技术规范和标准,保证临床检验质量。

第十二条　医疗机构临床实验室专业技术人员应当具有相应的专业学历,并取得相应专业技术职务任职资格。二级以上医疗机构临床实验室负责人应当经过省级以上卫生行政部门组织的相关培训。

第十三条　医疗机构临床实验室应当有专(兼)职人员负责临床检验质量和临床实验室安全管理。

第十四条　医疗机构临床实验室应当按照卫生部规定的临床检验项目和临床检验方法开展临床检验工作。

医疗机构不得使用卫生部公布的停止临床应用的临床检验项目和临床检验方法开展临床检验工作。

临床检验项目和停止临床应用的临床检验项目由卫生部另行公布。

卫生部定期发布新的临床检验项目和临床检验方法。

第十五条　医疗机构临床实验室应当有分析前质量保证措施,制定患者准备、标本采集、标本储存、标本运送、标本接收等标准操作规程,并由医疗机构组织实施。

第十六条　医疗机构临床实验室应当建立临床检验报告发放制度,保证临床检验报告的准确、及时和信息完整,保护患者隐私。

第十七条　临床检验报告内容应当包括:

(一)实验室名称、患者姓名、性别、年龄、住院病历或者门诊病历号。

(二)检验项目、检验结果和单位、参考范围、异常结果提示。

(三)操作者姓名、审核者姓名、标本接收时间、报告时间。

(四)其他需要报告的内容。

第十八条　临床检验报告应当使用中文或者国际通用的、规范的缩写。保存期限按照有关规定执行。

第十九条　诊断性临床检验报告应当由执业医师出具。乡、民族乡、镇的医疗机构临床实验室诊断性临床检验报告可以由执业助理医师出具。

第二十条　医疗机构临床实验室应当提供临床检验结果的解释和咨询服务。

第二十一条　非临床实验室不得向临床出具临床检验报告,不得收取相应检验费用。

第三章　医疗机构临床实验室质量管理

第二十二条　医疗机构应当加强临床实验室质量控制和管理。医疗机构临床实验室应当制定并严格执行临床检验项目标准操作规程和检验仪器的标准操作、维护规程。

第二十三条　医疗机构临床实验室使用的仪器、试剂和耗材应当符合国家有关规定。

第二十四条　医疗机构临床实验室应当保证检测系统的完整性和有效性,对需要校准的检验仪器、检验项目和对临床检验结果有影响的辅助设备定期进行校准。

第二十五条　医疗机构临床实验室应当对开展的临床检验项目进行室内质量控制,绘制质量控制图。出现质量失控现象时,应当及时查找原因,采取纠正措施,并详细记录。

第二十六条　医疗机构临床实验室室内质量控制主要包括质控品的选择,质控品的数量,质控频度,质控方法,失控的判断规则,失控时原因分析及处理措施,质控数据管理要求等。

第二十七条　医疗机构临床实验室定量测定项目的室内质量控制标准按照《临床实验室定量测定室内质量控制指南》(GB/20032302-T-361)执行。

第二十八条　医疗机构临床实验室应当参加经卫生部认定的室间质量评价机构组织的临床检验室间质量评价。

第二十九条　医疗机构临床实验室参加室间质量评价应当按照常规临床检验方法与临床检验标本同时进行,不得另选检测系统,保证检验结果的真实性。医疗机构临床实验室对于室间质量评价不合格的项目,应当及时查找原因,采取纠正措施。医疗机构应当对床旁临床检验项目与临床实验室相同临床检验项目常规临床检验方法进行比对。

第三十条　医疗机构临床实验室应当将尚未开展室间质量评价的临床检验项目与其他临床实验室的同类项目进行比对,或者用其他方法验证其结果的可靠性。临床检验项目比对有困难时,医疗机构临床实验室应当对方法学进行评价,包括准确性、精密度、特异性、线性范围、稳定性、抗干扰性、参考范围等,并有质量保证措施。

第三十一条　医疗机构临床实验室室间质量评价标准按照《临床实验室室间质量评价要求》(GB/20032301-T-361)执行。

第三十二条　医疗机构临床实验室应当建立质量管理记录,包括标本接收、标本储存、标本处理、仪器和试剂及耗材使用情况、校准、室内质控、室间质评、检验结果、报告发放等内容。质量管理记录保存期限至少为 2 年。

第四章　医疗机构临床实验室安全管理

第三十三条　医疗机构应当加强临床实验室生物安全管理。医疗机构临床实验室生物安全管理要严格执行《病原微生物实验室生物安全管理条例》等有关规定。

第三十四条　医疗机构临床实验室应当建立并严格遵守生物安全管理制度与安全操作规程。

第三十五条　医疗机构应当对临床实验室工作人员进行上岗前安全教育,并每年进行生物安全防护知识培训。

第三十六条　医疗机构临床实验室应当按照有关规定,根据生物危害风险,保证生物安全防护水平达到相应的生物安全防护级别。

第三十七条　医疗机构临床实验室的建筑设计应当符合有关标准,并与其生物安全防护级别相适应。

第三十八条　医疗机构临床实验室应当按照生物防护级别配备必要的安全设备和个人防护用品,保证实验室工作人员能够正确使用。

第三十九条　医疗机构病原微生物样本的采集、运输、储存严格按照《病原微生物实验室生物安全管理条例》等有关规定执行。

第四十条　医疗机构临床实验室应当严格管理实验标本及实验所需的菌(毒)种,对于高致病性病原微生物,应当按照《病原微生物实验室生物安全管理条例》规定,送至相应级别的生物安全实验室进行检验。

第四十一条　医疗机构临床实验室应当按照卫生部有关规定加强医院感染预防与控制工作。

第四十二条　医疗机构临床实验室应当按照《医疗废物管理条例》

和《医疗卫生机构医疗废物管理办法》相关规定妥善处理医疗废物。

第四十三条 医疗机构临床实验室应当制定生物安全事故和危险品、危险设施等意外事故的预防措施和应急预案。

第五章 监 督 管 理

第四十四条 医疗机构应当加强对临床实验室的日常管理。

第四十五条 医疗机构有下列情形之一的，由县级以上地方卫生行政部门按照《医疗机构管理条例》相关规定予以处罚：

（一）未按照核准登记的医学检验科下设专业诊疗科目开展临床检验工作；

（二）未按照相关规定擅自新增医学检验科下设专业；

（三）超出已登记的专业范围开展临床检验工作。

第四十六条 县级以上卫生行政部门应当对辖区内医疗机构临床实验室的管理、质量与安全等情况进行监督检查，发现存在质量问题或者安全隐患时，应当责令医疗机构立即整改。

第四十七条 县级以上卫生行政部门接到对医疗机构临床实验室的举报、投诉后，应当及时核查并依法处理。

第四十八条 县级以上卫生行政部门履行监督检查职责时，有权采取下列措施：

（一）对医疗机构临床实验室进行现场检查，了解情况，调查取证；

（二）查阅或者复制临床实验室质量和安全管理的有关资料，采集、封存样品；

（三）责令违反本办法及有关规定的医疗机构临床实验室及其人员停止违法违规行为；

（四）对违反本办法及有关规定的行为进行查处。

第四十九条 卫生部可以委托卫生部临床检验中心等有关组织对医疗机构临床实验室的检验质量和安全管理进行检查与指导。省级卫生行政部门可以委托具有室间质量评价能力的省级临床检验中心或者有关其他组织对辖区内医疗机构临床实验室的检验质量和安全管理进行检查与指导。受卫生行政部门委托的临床检验中心或者有关其他组织，在检查和指导中发现医疗机构临床实验室存在检验质量和安全管理问题时，应当及时向委托的卫生行政部门报告，并提出改进意见。

第五十条　医疗机构应当对卫生行政部门及其委托的临床检验中心或者其他组织开展的对临床实验室的检查和指导予以配合,不得拒绝和阻挠,不得提供虚假材料。

第五十一条　省级以上卫生行政部门应当及时将医疗机构临床实验室的质量、安全管理等情况进行通报或公告。省级卫生行政部门应当将上一年度对辖区内医疗机构临床实验室的质量、安全管理通报或公告情况,于每年 3 月 31 日前报卫生部。

第五十二条　室间质量评价机构应当定期将医疗机构临床实验室室间质量评价情况,向卫生部和为该医疗机构核发《医疗机构执业许可证》的卫生行政部门报告。

第六章　附　　则

第五十三条　本办法中下列用语的含义:

室间质量评价　利用实验室间的比对确定实验室的检测能力。

实验室间比对　按照预先规定的条件,由两个或多个实验室对相同或类似检测物品进行检测的组织、实施和评价。

室内质量控制　实验室为了监测和评价本室工作质量,决定常规检验报告能否发出所采取的一系列检查、控制手段,旨在检测和控制本室常规工作的精密度,并检测其准确度的改变,提高本室常规工作中批间和日间标本检测的一致性。

质量控制图　对过程质量加以测定、记录,从而进行评估并监查过程是否处于控制状态的一种统计方法设计的图,图上有中心线、上控制界线和下控制界线,并有按时间顺序抽取的样本统计量值的描点序列。

第五十四条　特殊临床检验项目的管理由卫生部另行规定。

第五十五条　本办法由卫生部负责解释。

第五十六条　本办法自 2006 年 6 月 1 日起施行。

附录 C 湖北省临床检验管理办法

第一章 总 则

第一条 为了加强对临床检验的管理,保障医疗质量和公民的健康,促进检验医学的发展,根据《执业医师法》《中华人民共和国献血法》《医疗机构管理条例》《国务院办公厅关于城镇卫生体制改革的指导意见》等相关法规制定本办法。

第二条 临床检验是指为诊断、预防、治疗人类疾病、损伤,或者评价人体健康状况,而对人体的物质使用生物学、微生物学、血清学、化学、免疫血液学、血液学、生物物理学、细胞学、病理学技术或其他方法进行检验并发出报告。

第三条 本办法适用于医疗机构和采供血机构所设的临床实验室(检验科、部或检验室)。检测人体标本,但不收取检验者检验费用,也不将检验结果用于预防、诊断和治疗任何疾病或损伤以及评估个人的健康状况的科研实验室等情形不适用本办法。

第四条 临床实验室是医疗机构和采供血机构临床医学实验诊断的技术中心,其临床检验报告具有法律效力。医疗机构应当重视临床检验在循证医学中的作用,科学选择检验项目,提高检验质量,促进技术进步,降低检验成本,为提高医疗质量和保障公民健康服务。

第五条 省卫生行政部门负责全省临床检验的监督管理工作。市、州、县(市)卫生行政部门负责本行政区域内临床检验的监督管理。

第六条 按照《医疗机构管理条例》及其他有关法规对临床检验中心的设置实行执业许可制度;对各类临床实验室从业人员实行考核制度。

第二章 职能与任务

第七条 省临床检验中心在省卫生行政部门领导下,承担下列职能与任务:

(一)负责全省临床检验业务质量管理和技术指导,组织临床检验实

验室的质量评价,对全省采供血机构的血液质量进行抽样检测;

(二)开展特殊临床检验项目;

(三)受有关行政部门委托,对临床实验室医学检验仪器进行计量认证;

(四)负责制定全省临床检验专业和管理人员继续教育工作计划,从事特殊检验人员上岗培训,组织学术信息交流。开展临床检验理论和方法学研究,推广新技术。负责管理全省临床检验质量与信息管理计算机网络;

(五)负责对临床检验试剂和仪器使用的评价工作。接受医疗单位委托,从事临床检验试剂、仪器的招标代理或其他中介代理工作。对全省临床实验室使用的质控物实行统一计划、统一管理;

(六)承担省卫生行政部门交办的其他任务。

第八条　市、州临床检验中心受同级卫生行政部门委托,在省临床检验中心指导下,负责辖区内临床检验质量管理和技术指导,培训临床检验人员。

第九条　临床实验室的职能与任务:

(一)承担门诊、急诊、住院患者的临床检验任务;

(二)坚持开展室内质量控制,并参加室间质量评价活动,不断提高临床检验质量;

(三)切实开展临床检验理论和方法学研究,改进检验方法,引进、使用新技术,扩展检验项目;

(四)主动为临床服务;参加临床会诊,提供专业咨询,配合临床科室承担有关医学科研课题任务;

(五)承担临床检验专业人员教学和进修培训工作;

(六)积极参与建立临床检验质量与信息计算机网络,为全省临床检验提供相关信息。

第十条　县(市)卫生行政部门指定一所综合医院临床实验室承担辖区内基层医疗机构的临床检验业务指导和质量管理工作。

第三章　技术管理

第十一条　临床实验室必须按照国家有关规定进行设置许可和登记,其房屋、人员、设施等条件与医疗机构业务相适应,符合国家和省有关标准。

诊所、医务室、村卫生室、社区卫生服务站不得设置临床实验室。

第十二条　对临床实验室实行标准化管理,省卫生行政部门委托省临床检验中心定期组织考核,其考核成绩与医院等次评审挂钩。对不合格的,予以限期整改并责令停止开展有关检验项目。

第十三条　临床检验报告单必须由具有资职的人员审核签字。基因诊断、性传播疾病及肿瘤疾病检验人员必须符合国家有关规定,并接受专门培训,此类疾病的结论性报告应当经过集体讨论,由副主任医师以上职称的人员签发。未经专业培训人员不得从事相应的临床检验项目。

第十四条　临床检验项目由省卫生行政部门核定。特殊项目的开展,必须符合国家技术准入的有关规定。省内新开展临床检验项目,必须向当地卫生行政部门提出申请,省卫生行政部门委托省临床检验中心进行可行性论证,符合条件的由同级卫生行政部门审批准入,确保卫生资源的合理配置和有效利用。

第十五条　依照《药品管理法》使用体外诊断试剂。丙肝、艾滋病检测试剂全省统一管理。

第十六条　以科研为目的的检测项目,不得向临床出具检验报告,不得向患者收取任何费用。

第十七条　临床实验室必须严格执行《临床检验操作规程》和《临床检验诊断技术规范》。所用的检验方法必须符合操作程序并为操作人员所熟悉和遵守。

第十八条　临床检验机构必须建立以岗位责任制为中心的各项管理制度。建立临床检验质量控制、血液质量监测、体外诊断试剂评价、精密仪器设备、技术人员培训考核等业务技术档案。

第十九条　建立全省临床检验质量管理计算机信息网。逐步实行全省临床检验质量控制统一联网自动化管理。积极开发临床检验信息管理计算机软件,努力实现临床检验信息资源社会共享。

第四章　质 量 管 理

第二十条　建立临床检验质量保证体系,实行全面质量管理。医疗机构和采供血机构的临床实验室应当围绕所设临床检验项目,进行室内质量控制并参加室间质量评价活动。

室间质量评价项目范围及室内质量控制的项目及标准由省临床检验中心制定,报省卫生行政部门批准后实施。

第二十一条 室内质量控制由取得卫生行政部门颁发的《临床实验室合格证》的检验部、科（室）负责组织,其室内质量控制结果的汇总资料,于每季上报给组织室间质量评价活动的临床检验中心。临床检验中心应定期将室内质量控制结果进行汇总分析,并以适当的形式反馈给医疗单位。

第二十二条 室间质量评价活动按全省统一程序组织进行,一般每季一次。室间质量评价项目增减须报省卫生行政部门批准。室间质量评价结果除反馈给有关临床检验机构所属的医疗单位外,还将对社会公布,以接受社会监督。

第二十三条 省临床检验中心负责制定全省各类临床检验机构室间质量评价活动计划和方案,对室内质量控制、室间质量评价所使用的质控物实行统一管理,具体实施全省二级以上综合医院、中医医院以及各类专科医院、采供血机构的室间质量评价;各市、州临床检验中心具体实施一级医院、门诊部和其他临床实验室的室间质量评价。没有开展临床检验室间质量评价活动的市（州）,其所辖一级医院和门诊部可直接参加省临床检验中心组织的室间质量评价活动。

第二十四条 省临床检验中心对临床检验质量控制一年内连续四次获得优秀成绩的单位进行表彰;对连续两年获得优秀的单位给予奖励。

第二十五条 在室间质量评价活动中,对发现检验结果不合格项目的实验室,提出警告,及时查明原因,督促改进。连续二次发现不合格的,将报告当地卫生行政部门责令其暂停开展该检验项目,限期改进。经专家组进行技术验收并合格,并报当地卫生行政部门核准后,方可恢复被暂停的该检验项目。

第二十六条 建立血液抽检制度,省临床检验中心根据省卫生厅指定的项目,对采供血机构随机抽取血样进行检测。对于不接受抽样检测的采供血机构,省卫生行政部门将予以通报批评并限期补办抽样检测。

第五章　附　　则

第二十七条　出现下列情形之一的临床检验实验室,由卫生行政部门视情节轻重,给予通报批评,限期整改,责令其停止开展相应项目,并对其所在医疗机构予以公告,公告费用由被公告机构支付。

(一)以科研为目的的检测项目向临床出具报告并向患者收取费用;

(二)在临床检验工作中未开展室内质量检测;

(三)未按本办法规定参加室间质量评价;

(四)在质量控制工作中弄虚作假;

(五)使用未经培训合格的专业技术人员从事相应的检验项目。

第二十八条　对在临床检验工作中出具假报告、假证明、违反操作规程和诊疗常规,视情节轻重,依法追究责任。

第二十九条　对违反本办法规定,未经批准擅自设置和开办临床检验机构,非法进行检验,按《医疗机构管理条例》处理,构成犯罪的依法追赶究刑事责任。

第三十条　临床检验人员接触各种有害物质和微生物,应按国家有关规定足额发放卫生津贴。

第三十一条　医疗机构和采供血机构参加室间质量评价和血液检测,必须按国家有关规定缴纳室间质量评价费和抽检费用。

第三十二条　本办法由省卫生厅负责解释。

第三十三条　本办法自公布之日起施行。

附录 D　病原微生物实验室生物安全管理条例

（2004 年 11 月 12 日中华人民共和国国务院令第 424 号公布　根据 2016 年 2 月 6 日《国务院关于修改部分行政法规的决定》第一次修订　根据 2018 年 3 月 19 日《国务院关于修改和废止部分行政法规的决定》第二次修订）

第一章　总　　则

第一条　为了加强病原微生物实验室（以下称实验室）生物安全管理，保护实验室工作人员和公众的健康，制定本条例。

第二条　对中华人民共和国境内的实验室及其从事实验活动的生物安全管理，适用本条例。

本条例所称病原微生物，是指能够使人或者动物致病的微生物。

本条例所称实验活动，是指实验室从事与病原微生物菌（毒）种、样本有关的研究、教学、检测、诊断等活动。

第三条　国务院卫生主管部门主管与人体健康有关的实验室及其实验活动的生物安全监督工作。

国务院兽医主管部门主管与动物有关的实验室及其实验活动的生物安全监督工作。

国务院其他有关部门在各自职责范围内负责实验室及其实验活动的生物安全管理工作。

县级以上地方人民政府及其有关部门在各自职责范围内负责实验室及其实验活动的生物安全管理工作。

第四条　国家对病原微生物实行分类管理，对实验室实行分级管理。

第五条　国家实行统一的实验室生物安全标准。实验室应当符合国家标准和要求。

第六条　实验室的设立单位及其主管部门负责实验室日常活动的

管理,承担建立健全安全管理制度,检查、维护实验设施、设备,控制实验室感染的职责。

第二章 病原微生物的分类和管理

第七条 国家根据病原微生物的传染性、感染后对个体或者群体的危害程度,将病原微生物分为四类:

第一类病原微生物,是指能够引起人类或者动物非常严重疾病的微生物,以及我国尚未发现或者已经宣布消灭的微生物。

第二类病原微生物,是指能够引起人类或者动物严重疾病,比较容易直接或者间接在人与人、动物与人、动物与动物间传播的微生物。

第三类病原微生物,是指能够引起人类或者动物疾病,但一般情况下对人、动物或者环境不构成严重危害,传播风险有限,实验室感染后很少引起严重疾病,并且具备有效治疗和预防措施的微生物。

第四类病原微生物,是指在通常情况下不会引起人类或者动物疾病的微生物。

第一类、第二类病原微生物统称为高致病性病原微生物。

第八条 人间传染的病原微生物名录由国务院卫生主管部门商国务院有关部门后制定、调整并予以公布;动物间传染的病原微生物名录由国务院兽医主管部门商国务院有关部门后制定、调整并予以公布。

第九条 采集病原微生物样本应当具备下列条件:

(一)具有与采集病原微生物样本所需要的生物安全防护水平相适应的设备;

(二)具有掌握相关专业知识和操作技能的工作人员;

(三)具有有效的防止病原微生物扩散和感染的措施;

(四)具有保证病原微生物样本质量的技术方法和手段。

采集高致病性病原微生物样本的工作人员在采集过程中应当防止病原微生物扩散和感染,并对样本的来源、采集过程和方法等作详细记录。

第十条 运输高致病性病原微生物菌(毒)种或者样本,应当通过陆路运输;没有陆路通道,必须经水路运输的,可以通过水路运输;紧急情况下或者需要将高致病性病原微生物菌(毒)种或者样本运往国外的,可以通过民用航空运输。

第十一条 运输高致病性病原微生物菌(毒)种或者样本,应当具备下列条件:

(一)运输目的、高致病性病原微生物的用途和接收单位符合国务院卫生主管部门或者兽医主管部门的规定;

(二)高致病性病原微生物菌(毒)种或者样本的容器应当密封,容器或者包装材料还应当符合防水、防破损、防外泄、耐高(低)温、耐高压的要求;

(三)容器或者包装材料上应当印有国务院卫生主管部门或者兽医主管部门规定的生物危险标识、警告用语和提示用语。

运输高致病性病原微生物菌(毒)种或者样本,应当经省级以上人民政府卫生主管部门或者兽医主管部门批准。在省、自治区、直辖市行政区域内运输的,由省、自治区、直辖市人民政府卫生主管部门或者兽医主管部门批准;需要跨省、自治区、直辖市运输或者运往国外的,由出发地的省、自治区、直辖市人民政府卫生主管部门或者兽医主管部门进行初审后,分别报国务院卫生主管部门或者兽医主管部门批准。

出入境检验检疫机构在检验检疫过程中需要运输病原微生物样本的,由国务院出入境检验检疫部门批准,并同时向国务院卫生主管部门或者兽医主管部门通报。

通过民用航空运输高致病性病原微生物菌(毒)种或者样本的,除依照本条第二款、第三款规定取得批准外,还应当经国务院民用航空主管部门批准。

有关主管部门应当对申请人提交的关于运输高致病性病原微生物菌(毒)种或者样本的申请材料进行审查,对符合本条第一款规定条件的,应当即时批准。

第十二条 运输高致病性病原微生物菌(毒)种或者样本,应当由不少于2人的专人护送,并采取相应的防护措施。

有关单位或者个人不得通过公共电(汽)车和城市铁路运输病原微生物菌(毒)种或者样本。

第十三条 需要通过铁路、公路、民用航空等公共交通工具运输高致病性病原微生物菌(毒)种或者样本的,承运单位应当凭本条例第十一条规定的批准文件予以运输。

　　承运单位应当与护送人共同采取措施,确保所运输的高致病性病原微生物菌(毒)种或者样本的安全,严防发生被盗、被抢、丢失、泄漏事件。

　　第十四条　国务院卫生主管部门或者兽医主管部门指定的菌(毒)种保藏中心或者专业实验室(以下称保藏机构),承担集中储存病原微生物菌(毒)种和样本的任务。

　　保藏机构应当依照国务院卫生主管部门或者兽医主管部门的规定,储存实验室送交的病原微生物菌(毒)种和样本,并向实验室提供病原微生物菌(毒)种和样本。

　　保藏机构应当制定严格的安全保管制度,做好病原微生物菌(毒)种和样本进出和储存的记录,建立档案制度,并指定专人负责。对高致病性病原微生物菌(毒)种和样本应当设专库或者专柜单独储存。

　　保藏机构储存、提供病原微生物菌(毒)种和样本,不得收取任何费用,其经费由同级财政在单位预算中予以保障。

　　保藏机构的管理办法由国务院卫生主管部门会同国务院兽医主管部门制定。

　　第十五条　保藏机构应当凭实验室依照本条例的规定取得的从事高致病性病原微生物相关实验活动的批准文件,向实验室提供高致病性病原微生物菌(毒)种和样本,并予以登记。

　　第十六条　实验室在相关实验活动结束后,应当依照国务院卫生主管部门或者兽医主管部门的规定,及时将病原微生物菌(毒)种和样本就地销毁或者送交保藏机构保管。

　　保藏机构接受实验室送交的病原微生物菌(毒)种和样本,应当予以登记,并开具接收证明。

　　第十七条　高致病性病原微生物菌(毒)种或者样本在运输、储存中被盗、被抢、丢失、泄漏的,承运单位、护送人、保藏机构应当采取必要的控制措施,并在 2 小时内分别向承运单位的主管部门、护送人所在单位和保藏机构的主管部门报告,同时向所在地的县级人民政府卫生主管部门或者兽医主管部门报告,发生被盗、被抢、丢失的,还应当向公安机关报告;接到报告的卫生主管部门或者兽医主管部门应当在 2 小时内向本级人民政府报告,并同时向上级人民政府卫生主管部门或者兽医主管部门和国务院卫生主管部门或者兽医主管部门报告。

县级人民政府应当在接到报告后 2 小时内向设区的市级人民政府或者上一级人民政府报告;设区的市级人民政府应当在接到报告后 2 小时内向省、自治区、直辖市人民政府报告。省、自治区、直辖市人民政府应当在接到报告后 1 小时内,向国务院卫生主管部门或者兽医主管部门报告。

任何单位和个人发现高致病性病原微生物菌(毒)种或者样本的容器或者包装材料,应当及时向附近的卫生主管部门或者兽医主管部门报告;接到报告的卫生主管部门或者兽医主管部门应当及时组织调查核实,并依法采取必要的控制措施。

第三章　实验室的设立与管理

第十八条　国家根据实验室对病原微生物的生物安全防护水平,并依照实验室生物安全国家标准的规定,将实验室分为一级、二级、三级、四级。

第十九条　新建、改建、扩建三级、四级实验室或者生产、进口移动式三级、四级实验室应当遵守下列规定:

(一)符合国家生物安全实验室体系规划并依法履行有关审批手续;

(二)经国务院科技主管部门审查同意;

(三)符合国家生物安全实验室建筑技术规范;

(四)依照《中华人民共和国环境影响评价法》的规定进行环境影响评价并经环境保护主管部门审查批准;

(五)生物安全防护级别与其拟从事的实验活动相适应。

前款规定所称国家生物安全实验室体系规划,由国务院投资主管部门会同国务院有关部门制定。制定国家生物安全实验室体系规划应当遵循总量控制、合理布局、资源共享的原则,并应当召开听证会或者论证会,听取公共卫生、环境保护、投资管理和实验室管理等方面专家的意见。

第二十条　三级、四级实验室应当通过实验室国家认可。

国务院认证认可监督管理部门确定的认可机构应当依照实验室生物安全国家标准以及本条例的有关规定,对三级、四级实验室进行认可;实验室通过认可的,颁发相应级别的生物安全实验室证书。证书有效期为 5 年。

第二十一条　一级、二级实验室不得从事高致病性病原微生物实验活动。三级、四级实验室从事高致病性病原微生物实验活动,应当具备下列条件:

(一)实验目的和拟从事的实验活动符合国务院卫生主管部门或者兽医主管部门的规定;

(二)通过实验室国家认可;

(三)具有与拟从事的实验活动相适应的工作人员;

(四)工程质量经建筑主管部门依法检测验收合格。

第二十二条　三级、四级实验室,需要从事某种高致病性病原微生物或者疑似高致病性病原微生物实验活动的,应当依照国务院卫生主管部门或者兽医主管部门的规定报省级以上人民政府卫生主管部门或者兽医主管部门批准。实验活动结果以及工作情况应当向原批准部门报告。

实验室申报或者接受与高致病性病原微生物有关的科研项目,应当符合科研需要和生物安全要求,具有相应的生物安全防护水平。与动物间传染的高致病性病原微生物有关的科研项目,应当经国务院兽医主管部门同意;与人体健康有关的高致病性病原微生物科研项目,实验室应当将立项结果告知省级以上人民政府卫生主管部门。

第二十三条　出入境检验检疫机构、医疗卫生机构、动物防疫机构在实验室开展检测、诊断工作时,发现高致病性病原微生物或者疑似高致病性病原微生物,需要进一步从事这类高致病性病原微生物相关实验活动的,应当依照本条例的规定经批准同意,并在具备相应条件的实验室中进行。

专门从事检测、诊断的实验室应当严格依照国务院卫生主管部门或者兽医主管部门的规定,建立健全规章制度,保证实验室生物安全。

第二十四条　省级以上人民政府卫生主管部门或者兽医主管部门应当自收到需要从事高致病性病原微生物相关实验活动的申请之日起15日内作出是否批准的决定。

对出入境检验检疫机构为了检验检疫工作的紧急需要,申请在实验室对高致病性病原微生物或者疑似高致病性病原微生物开展进一步实验活动的,省级以上人民政府卫生主管部门或者兽医主管部门应当自收到申请之时起 2 小时内作出是否批准的决定；2 小时内未作出决定的，实验室可以从事相应的实验活动。

省级以上人民政府卫生主管部门或者兽医主管部门应当为申请人通过电报、电传、传真、电子数据交换和电子邮件等方式提出申请提供方便。

第二十五条　新建、改建或者扩建一级、二级实验室，应当向设区的市级人民政府卫生主管部门或者兽医主管部门备案。设区的市级人民政府卫生主管部门或者兽医主管部门应当每年将备案情况汇总后报省、自治区、直辖市人民政府卫生主管部门或者兽医主管部门。

第二十六条　国务院卫生主管部门和兽医主管部门应当定期汇总并互相通报实验室数量和实验室设立、分布情况，以及三级、四级实验室从事高致病性病原微生物实验活动的情况。

第二十七条　已经建成并通过实验室国家认可的三级、四级实验室应当向所在地的县级人民政府环境保护主管部门备案。环境保护主管部门依照法律、行政法规的规定对实验室排放的废水、废气和其他废物处置情况进行监督检查。

第二十八条　对我国尚未发现或者已经宣布消灭的病原微生物，任何单位和个人未经批准不得从事相关实验活动。

为了预防、控制传染病，需要从事前款所指病原微生物相关实验活动的，应当经国务院卫生主管部门或者兽医主管部门批准，并在批准部门指定的专业实验室中进行。

第二十九条　实验室使用新技术、新方法从事高致病性病原微生物相关实验活动的，应当符合防止高致病性病原微生物扩散、保证生物安全和操作者人身安全的要求，并经国家病原微生物实验室生物安全专家委员会论证；经论证可行的，方可使用。

第三十条　需要在动物体上从事高致病性病原微生物相关实验活动的，应当在符合动物实验室生物安全国家标准的三级以上实验室进行。

第三十一条　实验室的设立单位负责实验室的生物安全管理。

实验室的设立单位应当依照本条例的规定制定科学、严格的管理制度，并定期对有关生物安全规定的落实情况进行检查，定期对实验室设施、设备、材料等进行检查、维护和更新,以确保其符合国家标准。

实验室的设立单位及其主管部门应当加强对实验室日常活动的管理。

第三十二条　实验室负责人为实验室生物安全的第一责任人。

实验室从事实验活动应当严格遵守有关国家标准和实验室技术规范、操作规程。实验室负责人应当指定专人监督检查实验室技术规范和操作规程的落实情况。

第三十三条　从事高致病性病原微生物相关实验活动的实验室的设立单位,应当建立健全安全保卫制度,采取安全保卫措施,严防高致病性病原微生物被盗、被抢、丢失、泄漏,保障实验室及其病原微生物的安全。实验室发生高致病性病原微生物被盗、被抢、丢失、泄漏的,实验室的设立单位应当依照本条例第十七条的规定进行报告。

从事高致病性病原微生物相关实验活动的实验室应当向当地公安机关备案,并接受公安机关有关实验室安全保卫工作的监督指导。

第三十四条　实验室或者实验室的设立单位应当每年定期对工作人员进行培训,保证其掌握实验室技术规范、操作规程、生物安全防护知识和实际操作技能,并进行考核。工作人员经考核合格的,方可上岗。

从事高致病性病原微生物相关实验活动的实验室,应当每半年将培训、考核其工作人员的情况和实验室运行情况向省、自治区、直辖市人民政府卫生主管部门或者兽医主管部门报告。

第三十五条　从事高致病性病原微生物相关实验活动应当有 2 名以上的工作人员共同进行。

进入从事高致病性病原微生物相关实验活动的实验室的工作人员或者其他有关人员,应当经实验室负责人批准。实验室应当为其提供符合防护要求的防护用品并采取其他职业防护措施。从事高致病性病原微生物相关实验活动的实验室,还应当对实验室工作人员进行健康监测,每年组织对其进行体检,并建立健康档案;必要时,应当对实验室工作人员进行预防接种。

第三十六条　在同一个实验室的同一个独立安全区域内,只能同时从事一种高致病性病原微生物的相关实验活动。

第三十七条　实验室应当建立实验档案,记录实验室使用情况和安全监督情况。实验室从事高致病性病原微生物相关实验活动的实验档案保存期,不得少于 20 年。

第三十八条　实验室应当依照环境保护的有关法律、行政法规和国务院有关部门的规定,对废水、废气以及其他废物进行处置,并制定相应的环境保护措施,防止环境污染。

第三十九条　三级、四级实验室应当在明显位置标示国务院卫生主管部门和兽医主管部门规定的生物危险标识和生物安全实验室级别标识。

第四十条　从事高致病性病原微生物相关实验活动的实验室应当制定实验室感染应急处置预案,并向该实验室所在地的省、自治区、直辖市人民政府卫生主管部门或者兽医主管部门备案。

第四十一条　国务院卫生主管部门和兽医主管部门会同国务院有关部门组织病原学、免疫学、检验医学、流行病学、预防兽医学、环境保护和实验室管理等方面的专家,组成国家病原微生物实验室生物安全专家委员会。该委员会承担从事高致病性病原微生物相关实验活动的实验室的设立与运行的生物安全评估和技术咨询、论证工作。

省、自治区、直辖市人民政府卫生主管部门和兽医主管部门会同同级人民政府有关部门组织病原学、免疫学、检验医学、流行病学、预防兽医学、环境保护和实验室管理等方面的专家,组成本地区病原微生物实验室生物安全专家委员会。该委员会承担本地区实验室设立和运行的技术咨询工作。

第四章　实验室感染控制

第四十二条　实验室的设立单位应当指定专门的机构或者人员承担实验室感染控制工作,定期检查实验室的生物安全防护、病原微生物菌(毒)种和样本保存与使用、安全操作、实验室排放的废水和废气以及其他废物处置等规章制度的实施情况。

负责实验室感染控制工作的机构或者人员应当具有与该实验室中的病原微生物有关的传染病防治知识,并定期调查、了解实验室工作人员的健康状况。

第四十三条　实验室工作人员出现与本实验室从事的高致病性病原微生物相关实验活动有关的感染临床症状或者体征时,实验室负责人应当向负责实验室感染控制工作的机构或者人员报告,同时派专人陪同及时就诊;实验室工作人员应当将近期所接触的病原微生物的种类和危险程度如实告知诊治医疗机构。接诊的医疗机构应当及时救治;不具备相应救治条件的,应当依照规定将感染的实验室工作人员转诊至具备相应传染病救治条件的医疗机构;具备相应传染病救治条件的医疗机构应当接诊治疗,不得拒绝救治。

第四十四条　实验室发生高致病性病原微生物泄漏时,实验室工作人员应当立即采取控制措施,防止高致病性病原微生物扩散,并同时向负责实验室感染控制工作的机构或者人员报告。

第四十五条　负责实验室感染控制工作的机构或者人员接到本条例第四十三条、第四十四条规定的报告后,应当立即启动实验室感染应急处置预案,并组织人员对该实验室生物安全状况等情况进行调查;确认发生实验室感染或者高致病性病原微生物泄漏的,应当依照本条例第十七条的规定进行报告,并同时采取控制措施,对有关人员进行医学观察或者隔离治疗,封闭实验室,防止扩散。

第四十六条　卫生主管部门或者兽医主管部门接到关于实验室发生工作人员感染事故或者病原微生物泄漏事件的报告,或者发现实验室从事病原微生物相关实验活动造成实验室感染事故的,应当立即组织疾病预防控制机构、动物防疫监督机构和医疗机构以及其他有关机构依法采取下列预防、控制措施:

(一)封闭被病原微生物污染的实验室或者可能造成病原微生物扩散的场所;

(二)开展流行病学调查;

(三)对患者进行隔离治疗,对相关人员进行医学检查;

(四)对密切接触者进行医学观察;

(五)进行现场消毒;

(六)对染疫或者疑似染疫的动物采取隔离、扑杀等措施;

(七)其他需要采取的预防、控制措施。

第四十七条　医疗机构或者兽医医疗机构及其执行职务的医务人员发现由于实验室感染而引起的与高致病性病原微生物相关的传染病病人、疑似传染病病人或者患有疫病、疑似患有疫病的动物,诊治的医疗机构或者兽医医疗机构应当在 2 小时内报告所在地的县级人民政府卫生主管部门或者兽医主管部门;接到报告的卫生主管部门或者兽医主管部门应当在 2 小时内通报实验室所在地的县级人民政府卫生主管部门或者兽医主管部门。接到通报的卫生主管部门或者兽医主管部门应当依照本条例第四十六条的规定采取预防、控制措施。

第四十八条　发生病原微生物扩散,有可能造成传染病暴发、流行时,县级以上人民政府卫生主管部门或者兽医主管部门应当依照有关法律、行政法规的规定以及实验室感染应急处置预案进行处理。

第五章　监督管理

第四十九条　县级以上地方人民政府卫生主管部门、兽医主管部门依照各自分工,履行下列职责:

(一)对病原微生物菌(毒)种、样本的采集、运输、储存进行监督检查;

(二)对从事高致病性病原微生物相关实验活动的实验室是否符合本条例规定的条件进行监督检查;

(三)对实验室或者实验室的设立单位培训、考核其工作人员以及上岗人员的情况进行监督检查;

(四)对实验室是否按照有关国家标准、技术规范和操作规程从事病原微生物相关实验活动进行监督检查。

县级以上地方人民政府卫生主管部门、兽医主管部门,应当主要通过检查反映实验室执行国家有关法律、行政法规以及国家标准和要求的记录、档案、报告,切实履行监督管理职责。

第五十条　县级以上人民政府卫生主管部门、兽医主管部门、环境保护主管部门在履行监督检查职责时,有权进入被检查单位和病原微生物泄漏或者扩散现场调查取证、采集样品,查阅复制有关资料。需要进入从事高致病性病原微生物相关实验活动的实验室调查取证、采集样品的,应当指定或者委托专业机构实施。被检查单位应当予以配合,不得拒绝、阻挠。

第五十一条　国务院认证认可监督管理部门依照《中华人民共和国认证认可条例》的规定对实验室认可活动进行监督检查。

第五十二条　卫生主管部门、兽医主管部门、环境保护主管部门应当依据法定的职权和程序履行职责,做到公正、公平、公开、文明、高效。

第五十三条　卫生主管部门、兽医主管部门、环境保护主管部门的执法人员执行职务时,应当有 2 名以上执法人员参加,出示执法证件,并依照规定填写执法文书。

现场检查笔录、采样记录等文书经核对无误后,应当由执法人员和被检查人、被采样人签名。被检查人、被采样人拒绝签名的,执法人员应当在自己签名后注明情况。

第五十四条　卫生主管部门、兽医主管部门、环境保护主管部门及其执法人员执行职务,应当自觉接受社会和公民的监督。公民、法人和其他组织有权向上级人民政府及其卫生主管部门、兽医主管部门、环境保护主管部门举报地方人民政府及其有关主管部门不依照规定履行职责的情况。接到举报的有关人民政府或者其卫生主管部门、兽医主管部门、环境保护主管部门,应当及时调查处理。

第五十五条　上级人民政府卫生主管部门、兽医主管部门、环境保护主管部门发现属于下级人民政府卫生主管部门、兽医主管部门、环境保护主管部门职责范围内需要处理的事项的,应当及时告知该部门处理;下级人民政府卫生主管部门、兽医主管部门、环境保护主管部门不及时处理或者不积极履行本部门职责的,上级人民政府卫生主管部门、兽医主管部门、环境保护主管部门应当责令其限期改正;逾期不改正的,上级人民政府卫生主管部门、兽医主管部门、环境保护主管部门有权直接予以处理。

第六章　法　律　责　任

第五十六条　三级、四级实验室未经批准从事某种高致病性病原微生物或者疑似高致病性病原微生物实验活动的,由县级以上地方人民政府卫生主管部门、兽医主管部门依照各自职责,责令停止有关活动,监督其将用于实验活动的病原微生物销毁或者送交保藏机构,并给予警告;造成传染病传播、流行或者其他严重后果的,由实验室的设立单位对主要负责人、直接负责的主管人员和其他直接责任人员,依法给予撤职、开除的处分;构成犯罪的,依法追究刑事责任。

第五十七条　卫生主管部门或者兽医主管部门违反本条例的规定,准予不符合本条例规定条件的实验室从事高致病性病原微生物相关实验活动的,由作出批准决定的卫生主管部门或者兽医主管部门撤销原批准决定,责令有关实验室立即停止有关活动,并监督其将用于实验活动的病原微生物销毁或者送交保藏机构,对直接负责的主管人员和其他直接责任人员依法给予行政处分;构成犯罪的,依法追究刑事责任。

因违法作出批准决定给当事人的合法权益造成损害的,作出批准决定的卫生主管部门或者兽医主管部门应当依法承担赔偿责任。

第五十八条 卫生主管部门或者兽医主管部门对出入境检验检疫机构为了检验检疫工作的紧急需要,申请在实验室对高致病性病原微生物或者疑似高致病性病原微生物开展进一步检测活动,不在法定期限内作出是否批准决定的,由其上级行政机关或者监察机关责令改正,给予警告;造成传染病传播、流行或者其他严重后果的,对直接负责的主管人员和其他直接责任人员依法给予撤职、开除的行政处分;构成犯罪的,依法追究刑事责任。

第五十九条 违反本条例规定,在不符合相应生物安全要求的实验室从事病原微生物相关实验活动的,由县级以上地方人民政府卫生主管部门、兽医主管部门依照各自职责,责令停止有关活动,监督其将用于实验活动的病原微生物销毁或者送交保藏机构,并给予警告;造成传染病传播、流行或者其他严重后果的,由实验室的设立单位对主要负责人、直接负责的主管人员和其他直接责任人员,依法给予撤职、开除的处分;构成犯罪的,依法追究刑事责任。

第六十条 实验室有下列行为之一的,由县级以上地方人民政府卫生主管部门、兽医主管部门依照各自职责,责令限期改正,给予警告;逾期不改正的,由实验室的设立单位对主要负责人、直接负责的主管人员和其他直接责任人员,依法给予撤职、开除的处分;有许可证件的,并由原发证部门吊销有关许可证件:

(一)未依照规定在明显位置标示国务院卫生主管部门和兽医主管部门规定的生物危险标识和生物安全实验室级别标识的;

(二)未向原批准部门报告实验活动结果以及工作情况的;

(三)未依照规定采集病原微生物样本,或者对所采集样本的来源、采集过程和方法等未做详细记录的;

(四)新建、改建或者扩建一级、二级实验室未向设区的市级人民政

府卫生主管部门或者兽医主管部门备案的;

(五)未依照规定定期对工作人员进行培训,或者工作人员考核不合格允许其上岗,或者批准未采取防护措施的人员进入实验室的;

(六)实验室工作人员未遵守实验室生物安全技术规范和操作规程的;

(七)未依照规定建立或者保存实验档案的;

(八)未依照规定制定实验室感染应急处置预案并备案的。

第六十一条　经依法批准从事高致病性病原微生物相关实验活动的实验室的设立单位未建立健全安全保卫制度,或者未采取安全保卫措施的,由县级以上地方人民政府卫生主管部门、兽医主管部门依照各自职责,责令限期改正;逾期不改正,导致高致病性病原微生物菌(毒)种、样本被盗、被抢或者造成其他严重后果的,责令停止该项实验活动,该实验室2年内不得申请从事高致病性病原微生物实验活动;造成传染病传播、流行的,该实验室设立单位的主管部门还应当对该实验室的设立单位的直接负责的主管人员和其他直接责任人员,依法给予降级、撤职、开除的处分;构成犯罪的,依法追究刑事责任。

第六十二条　未经批准运输高致病性病原微生物菌(毒)种或者样本,或者承运单位经批准运输高致病性病原微生物菌(毒)种或者样本未履行保护义务,导致高致病性病原微生物菌(毒)种或者样本被盗、被抢、丢失、泄漏的,由县级以上地方人民政府卫生主管部门、兽医主管部门依照各自职责,责令采取措施,消除隐患,给予警告;造成传染病传播、流行或者其他严重后果的,由托运单位和承运单位的主管部门对主要负责人、直接负责的主管人员和其他直接责任人员,依法给予撤职、开除的处分;构成犯罪的,依法追究刑事责任。

第六十三条　有下列行为之一的,由实验室所在地的设区的市级以上地方人民政府卫生主管部门、兽医主管部门依照各自职责,责令有关单位立即停止违法活动,监督其将病原微生物销毁或者送交保藏机构;造成传染病传播、流行或者其他严重后果的,由其所在单位或者其上级主管部门对主要负责人、直接负责的主管人员和其他直接责任人员,依法给予撤职、开除的处分;有许可证件的,并由原发证部门吊销有关许可证件;构成犯罪的,依法追究刑事责任:

（一）实验室在相关实验活动结束后，未依照规定及时将病原微生物菌(毒)种和样本就地销毁或者送交保藏机构保管的；

（二）实验室使用新技术、新方法从事高致病性病原微生物相关实验活动未经国家病原微生物实验室生物安全专家委员会论证的；

（三）未经批准擅自从事在我国尚未发现或者已经宣布消灭的病原微生物相关实验活动的；

（四）在未经指定的专业实验室从事在我国尚未发现或者已经宣布消灭的病原微生物相关实验活动的；

（五）在同一个实验室的同一个独立安全区域内同时从事两种或者两种以上高致病性病原微生物的相关实验活动的。

第六十四条　认可机构对不符合实验室生物安全国家标准以及本条例规定条件的实验室予以认可，或者对符合实验室生物安全国家标准以及本条例规定条件的实验室不予认可的，由国务院认证认可监督管理部门责令限期改正，给予警告；造成传染病传播、流行或者其他严重后果的，由国务院认证认可监督管理部门撤销其认可资格，有上级主管部门的，由其上级主管部门对主要负责人、直接负责的主管人员和其他直接责任人员依法给予撤职、开除的处分；构成犯罪的，依法追究刑事责任。

第六十五条　实验室工作人员出现该实验室从事的病原微生物相关实验活动有关的感染临床症状或者体征，以及实验室发生高致病性病原微生物泄漏时，实验室负责人、实验室工作人员、负责实验室感染控制的专门机构或者人员未依照规定报告，或者未依照规定采取控制措施的，由县级以上地方人民政府卫生主管部门、兽医主管部门依照各自职责，责令限期改正，给予警告；造成传染病传播、流行或者其他严重后果的，由其设立单位对实验室主要负责人、直接负责的主管人员和其他直接责任人员，依法给予撤职、开除的处分；有许可证件的，并由原发证部门吊销有关许可证件；构成犯罪的，依法追究刑事责任。

第六十六条　拒绝接受卫生主管部门、兽医主管部门依法开展有关高致病性病原微生物扩散的调查取证、采集样品等活动或者依照本条例规定采取有关预防、控制措施的，由县级以上人民政府卫生主管部门、兽医主管部门依照各自职责，责令改正，给予警告；造成传染病传播、流行以及其他严重后果的，由实验室的设立单位对实验室主要负责人、直接负责的主管人员和其他直接责任人员,依法给予降级、撤职、开除的处分;有许可证件的,并由原发证部门吊销有关许可证件;构成犯罪的,依法追究刑事责任。

第六十七条　发生病原微生物被盗、被抢、丢失、泄漏,承运单位、护送人、保藏机构和实验室的设立单位未依照本条例的规定报告的,由所在地的县级人民政府卫生主管部门或者兽医主管部门给予警告;造成传染病传播、流行或者其他严重后果的,由实验室的设立单位或者承运单位、保藏机构的上级主管部门对主要负责人、直接负责的主管人员和其他直接责任人员,依法给予撤职、开除的处分;构成犯罪的,依法追究刑事责任。

第六十八条　保藏机构未依照规定储存实验室送交的菌(毒)种和样本,或者未依照规定提供菌(毒)种和样本的,由其指定部门责令限期改正,收回违法提供的菌(毒)种和样本,并给予警告;造成传染病传播、流行或者其他严重后果的,由其所在单位或者其上级主管部门对主要负责人、直接负责的主管人员和其他直接责任人员,依法给予撤职、开除的处分;构成犯罪的,依法追究刑事责任。

第六十九条　县级以上人民政府有关主管部门,未依照本条例的规定履行实验室及其实验活动监督检查职责的,由有关人民政府在各自职责范围内责令改正,通报批评;造成传染病传播、流行或者其他严重后果的,对直接负责的主管人员,依法给予行政处分;构成犯罪的,依法追究刑事责任。

第七章　附　　则

第七十条　军队实验室由中国人民解放军卫生主管部门参照本条例负责监督管理。

第七十一条　本条例施行前设立的实验室,应当自本条例施行之日起 6 个月内,依照本条例的规定,办理有关手续。

第七十二条　本条例自公布之日起施行。

附录 E 医疗废物管理条例

第一章 总 则

第一条 为了加强医疗废物的安全管理,防止疾病传播,保护环境,保障人体健康,根据《中华人民共和国传染病防治法》和《中华人民共和国固体废物污染环境防治法》,制定本条例。

第二条 本条例所称医疗废物,是指医疗卫生机构在医疗、预防、保健以及其他相关活动中产生的具有直接或者间接感染性、毒性以及其他危害性的废物。

医疗废物分类目录,由国务院卫生行政主管部门和环境保护行政主管部门共同制定、公布。

第三条 本条例适用于医疗废物的收集、运送、贮存、处置以及监督管理等活动。

医疗卫生机构收治的传染病患者或者疑似传染病患者产生的生活垃圾,按照医疗废物进行管理和处置。

医疗卫生机构废弃的麻醉、精神、放射性、毒性等药品及其相关的废物的管理,依照有关法律、行政法规和国家有关规定、标准执行。

第四条 国家推行医疗废物集中无害化处置,鼓励有关医疗废物安全处置技术的研究与开发。

县级以上地方人民政府负责组织建设医疗废物集中处置设施。

国家对边远贫困地区建设医疗废物集中处置设施给予适当的支持。

第五条 县级以上各级人民政府卫生行政主管部门,对医疗废物收集、运送、贮存、处置活动中的疾病防治工作实施统一监督管理;环境保护行政主管部门,对医疗废物收集、运送、贮存、处置活动中的环境污染防治工作实施统一监督管理。

县级以上各级人民政府其他有关部门在各自的职责范围内负责与医疗废物处置有关的监督管理工作。

第六条 任何单位和个人有权对医疗卫生机构、医疗废物集中处置单位和监督管理部门及其工作人员的违法行为进行举报、投诉、检举和控告。

第二章 医疗废物管理的一般规定

第七条 医疗卫生机构和医疗废物集中处置单位,应当建立、健全医疗废物管理责任制,其法定代表人为第一责任人,切实履行职责,防止因医疗废物导致传染病传播和环境污染事故。

第八条 医疗卫生机构和医疗废物集中处置单位,应当制定与医疗废物安全处置有关的规章制度和在发生意外事故时的应急方案;设置监控部门或者专(兼)职人员,负责检查、督促、落实本单位医疗废物的管理工作,防止违反本条例的行为发生。

第九条 医疗卫生机构和医疗废物集中处置单位,应当对本单位从事医疗废物收集、运送、贮存、处置等工作的人员和管理人员,进行相关法律和专业技术、安全防护以及紧急处理等知识的培训。

第十条 医疗卫生机构和医疗废物集中处置单位,应当采取有效的职业卫生防护措施,为从事医疗废物收集、运送、贮存、处置等工作的人员和管理人员,配备必要的防护用品,定期进行健康检查;必要时,对有关人员进行免疫接种,防止其受到健康损害。

第十一条 医疗卫生机构和医疗废物集中处置单位,应当依照《中华人民共和国固体废物污染环境防治法》的规定,执行危险废物转移联单管理制度。

第十二条 医疗卫生机构和医疗废物集中处置单位,应当对医疗废物进行登记,登记内容应当包括医疗废物的来源、种类、重量或者数量、交接时间、处置方法、最终去向以及经办人签名等项目。登记资料至少保存 3 年。

第十三条 医疗卫生机构和医疗废物集中处置单位,应当采取有效措施,防止医疗废物流失、泄漏、扩散。

发生医疗废物流失、泄漏、扩散时,医疗卫生机构和医疗废物集中处置单位应当采取减少危害的紧急处理措施,对致病人员提供医疗救护和现场救援;同时向所在地的县级人民政府卫生行政主管部门、环境保护行政主管部门报告,并向可能受到危害的单位和居民通报。

第十四条 禁止任何单位和个人转让、买卖医疗废物。

禁止在运送过程中丢弃医疗废物;禁止在非贮存地点倾倒、堆放医疗废物或者将医疗废物混入其他废物和生活垃圾。

第十五条 禁止邮寄医疗废物。禁止通过铁路、航空运输医疗废物。

有陆路通道的,禁止通过水路运输医疗废物;没有陆路通道必须经水路运输医疗废物的,应当经设区的市级以上人民政府环境保护行政主管部门批准,并采取严格的环境保护措施后,方可通过水路运输。

禁止将医疗废物与旅客在同一运输工具上载运。

禁止在饮用水源保护区的水体上运输医疗废物。

第三章 医疗卫生机构对医疗废物的管理

第十六条 医疗卫生机构应当及时收集本单位产生的医疗废物,并按照类别分置于防渗漏、防锐器穿透的专用包装物或者密闭的容器内。

医疗废物专用包装物、容器,应当有明显的警示标识和警示说明。

医疗废物专用包装物、容器的标准和警示标识的规定,由国务院卫生行政主管部门和环境保护行政主管部门共同制定。

第十七条 医疗卫生机构应当建立医疗废物的暂时贮存设施、设备,不得露天存放医疗废物;医疗废物暂时贮存的时间不得超过2天。

医疗废物的暂时贮存设施、设备,应当远离医疗区、食品加工区和人员活动区以及生活垃圾存放场所,并设置明显的警示标识和防渗漏、防鼠、防蚊蝇、防蟑螂、防盗以及预防儿童接触等安全措施。

医疗废物的暂时贮存设施、设备应当定期消毒和清洁。

第十八条 医疗卫生机构应当使用防渗漏、防遗撒的专用运送工具,按照本单位确定的内部医疗废物运送时间、路线,将医疗废物收集、运送至暂时贮存地点。

运送工具使用后应当在医疗卫生机构内指定的地点及时消毒和清洁。

第十九条 医疗卫生机构应当根据就近集中处置的原则,及时将医疗废物交由医疗废物集中处置单位处置。

医疗废物中病原体的培养基、标本和菌种、毒种保养液等高危险废物,在交医疗废物集中处置单位处置前应当就地消毒。

第二十条 医疗卫生机构产生的污水、传染病患者或者疑似传染病患者的排泄物,应当按照国家规定严格消毒;达到国家规定的排放标准后,方可排入污水处理系统。

第二十一条 不具备集中处置医疗废物条件的农村,医疗卫生机构应当按照县级人民政府卫生行政主管部门、环境保护行政主管部门的要求,自行就地处置其产生的医疗废物。自行处置医疗废物的,应当符合下列基本要求:

(一)使用后的一次性医疗器具和容易致人损伤的医疗废物,应当消毒并作毁形处理;

(二)能够焚烧的,应当及时焚烧;

(三)不能焚烧的,消毒后集中填埋。

第四章 医疗废物的集中处置

第二十二条 从事医疗废物集中处置活动的单位,应当向县级以上人民政府环境保护行政主管部门申请领取经营许可证;未取得经营许可证的单位,不得从事有关医疗废物集中处置的活动。

第二十三条 医疗废物集中处置单位,应当符合下列条件:

(一)具有符合环境保护和卫生要求的医疗废物贮存、处置设施或者设备;

(二)具有经过培训的技术人员以及相应的技术工人;

(三)具有负责医疗废物处置效果检测、评价工作的机构和人员;

(四)具有保证医疗废物安全处置的规章制度。

第二十四条 医疗废物集中处置单位的贮存、处置设施,应当远离居(村)民居住区、水源保护区和交通干道,与工厂、企业等工作场所有适当的安全防护距离,并符合国务院环境保护行政主管部门的规定。

第二十五条 医疗废物集中处置单位应当至少每2天到医疗卫生机构收集、运送一次医疗废物,并负责医疗废物的贮存、处置。

第二十六条 医疗废物集中处置单位运送医疗废物,应当遵守国家有关危险货物运输管理的规定,使用有明显医疗废物标识的专用车辆。医疗废物专用车辆应当达到防渗漏、防遗撒以及其他环境保护和卫生要求。

运送医疗废物的专用车辆使用后,应当在医疗废物集中处置场所内及时进行消毒和清洁。

运送医疗废物的专用车辆不得运送其他物品。

第二十七条　医疗废物集中处置单位在运送医疗废物过程中应当确保安全,不得丢弃、遗撒医疗废物。

第二十八条　医疗废物集中处置单位应当安装污染物排放在线监控装置,并确保监控装置经常处于正常运行状态。

第二十九条　医疗废物集中处置单位处置医疗废物,应当符合国家规定的环境保护、卫生标准、规范。

第三十条　医疗废物集中处置单位应当按照环境保护行政主管部门和卫生行政主管部门的规定,定期对医疗废物处置设施的环境污染防治和卫生学效果进行检测、评价。检测、评价结果存入医疗废物集中处置单位档案,每半年向所在地环境保护行政主管部门和卫生行政主管部门报告一次。

第三十一条　医疗废物集中处置单位处置医疗废物,按照国家有关规定向医疗卫生机构收取医疗废物处置费用。

医疗卫生机构按照规定支付的医疗废物处置费用,可以纳入医疗成本。

第三十二条　各地区应当利用和改造现有固体废物处置设施和其他设施,对医疗废物集中处置,并达到基本的环境保护和卫生要求。

第三十三条　尚无集中处置设施或者处置能力不足的城市,自本条例施行之日起,设区的市级以上城市应当在1年内建成医疗废物集中处置设施;县级市应当在2年内建成医疗废物集中处置设施。县(旗)医疗废物集中处置设施的建设,由省、自治区、直辖市人民政府规定。

在尚未建成医疗废物集中处置设施期间,有关地方人民政府应当组织制定符合环境保护和卫生要求的医疗废物过渡性处置方案,确定医疗废物收集、运送、处置方式和处置单位。

第五章　监督管理

第三十四条　县级以上地方人民政府卫生行政主管部门、环境保护行政主管部门,应当依照本条例的规定,按照职责分工,对医疗卫生机构和医疗废物集中处置单位进行监督检查。

第三十五条　县级以上地方人民政府卫生行政主管部门,应当对医疗卫生机构和医疗废物集中处置单位从事医疗废物的收集、运送、贮存、处置中的疾病防治工作,以及工作人员的卫生防护等情况进行定期监督检查或者不定期的抽查。

第三十六条　县级以上地方人民政府环境保护行政主管部门,应当对医疗卫生机构和医疗废物集中处置单位从事医疗废物收集、运送、贮存、处置中的环境污染防治工作进行定期监督检查或者不定期的抽查。

第三十七条　卫生行政主管部门、环境保护行政主管部门应当定期交换监督检查和抽查结果。在监督检查或者抽查中发现医疗卫生机构和医疗废物集中处置单位存在隐患时,应当责令立即消除隐患。

第三十八条　卫生行政主管部门、环境保护行政主管部门接到对医疗卫生机构、医疗废物集中处置单位和监督管理部门及其工作人员违反本条例行为的举报、投诉、检举和控告后,应当及时核实,依法作出处理,并将处理结果予以公布。

第三十九条　卫生行政主管部门、环境保护行政主管部门履行监督检查职责时,有权采取下列措施:

(一)对有关单位进行实地检查,了解情况,现场监测,调查取证;

(二)查阅或者复制医疗废物管理的有关资料,采集样品;

(三)责令违反本条例规定的单位和个人停止违法行为;

(四)查封或者暂扣涉嫌违反本条例规定的场所、设备、运输工具和物品;

(五)对违反本条例规定的行为进行查处。

第四十条　发生因医疗废物管理不当导致传染病传播或者环境污染事故,或者有证据证明传染病传播或者环境污染的事故有可能发生时,卫生行政主管部门、环境保护行政主管部门应当采取临时控制措施,疏散人员,控制现场,并根据需要责令暂停导致或者可能导致传染病传播或者环境污染事故的作业。

第四十一条　医疗卫生机构和医疗废物集中处置单位,对有关部门的检查、监测、调查取证,应当予以配合,不得拒绝和阻碍,不得提供虚假材料。

第六章　法　律　责　任

第四十二条　县级以上地方人民政府未依照本条例的规定,组织建设医疗废物集中处置设施或者组织制定医疗废物过渡性处置方案的,由上级人民政府通报批评,责令限期建成医疗废物集中处置设施或者组织制定医疗废物过渡性处置方案;并可以对政府主要领导人、负有责任的主管人员,依法给予行政处分。

第四十三条　县级以上各级人民政府卫生行政主管部门、环境保护行政主管部门或者其他有关部门,未按照本条例的规定履行监督检查职责,发现医疗卫生机构和医疗废物集中处置单位的违法行为不及时处理,发生或者可能发生传染病传播或者环境污染事故时未及时采取减少危害措施,以及有其他玩忽职守、失职、渎职行为的,由本级人民政府或者上级人民政府有关部门责令改正,通报批评;造成传染病传播或者环境污染事故的,对主要负责人、负有责任的主管人员和其他直接责任人员依法给予降级、撤职、开除的行政处分;构成犯罪的,依法追究刑事责任。

第四十四条　县级以上人民政府环境保护行政主管部门,违反本条例的规定发给医疗废物集中处置单位经营许可证的,由本级人民政府或者上级人民政府环境保护行政主管部门通报批评,责令收回违法发给的证书;并可以对主要负责人、负有责任的主管人员和其他直接责任人员依法给予行政处分。

第四十五条　医疗卫生机构、医疗废物集中处置单位违反本条例规定,有下列情形之一的,由县级以上地方人民政府卫生行政主管部门或者环境保护行政主管部门按照各自的职责责令限期改正,给予警告;逾期不改正的,处 2000 元以上 5000 元以下的罚款:

(一)未建立、健全医疗废物管理制度,或者未设置监控部门或者专(兼)职人员的;

(二)未对有关人员进行相关法律和专业技术、安全防护以及紧急处理等知识的培训的;

(三)未对从事医疗废物收集、运送、贮存、处置等工作的人员和管理人员采取职业卫生防护措施的;

(四)未对医疗废物进行登记或者未保存登记资料的;

(五)对使用后的医疗废物运送工具或者运送车辆未在指定地点及时进行消毒和清洁的;

(六)未及时收集、运送医疗废物的;

（七）未定期对医疗废物处置设施的环境污染防治和卫生学效果进行检测、评价，或者未将检测、评价效果存档、报告的。

第四十六条　医疗卫生机构、医疗废物集中处置单位违反本条例规定，有下列情形之一的，由县级以上地方人民政府卫生行政主管部门或者环境保护行政主管部门按照各自的职责责令限期改正，给予警告，可以并处 5000 元以下的罚款；逾期不改正的，处 5000 元以上 3 万元以下的罚款：

（一）贮存设施或者设备不符合环境保护、卫生要求的；

（二）未将医疗废物按照类别分置于专用包装物或者容器的；

（三）未使用符合标准的专用车辆运送医疗废物或者使用运送医疗废物的车辆运送其他物品的；

（四）未安装污染物排放在线监控装置或者监控装置未经常处于正常运行状态的。

第四十七条　医疗卫生机构、医疗废物集中处置单位有下列情形之一的，由县级以上地方人民政府卫生行政主管部门或者环境保护行政主管部门按照各自的职责责令限期改正，给予警告，并处 5000 元以上 1 万元以下的罚款；逾期不改正的，处 1 万元以上 3 万元以下的罚款；造成传染病传播或者环境污染事故的，由原发证部门暂扣或者吊销执业许可证件或者经营许可证件；构成犯罪的，依法追究刑事责任：

（一）在运送过程中丢弃医疗废物，在非贮存地点倾倒、堆放医疗废物或者将医疗废物混入其他废物和生活垃圾的；

（二）未执行危险废物转移联单管理制度的；

（三）将医疗废物交给未取得经营许可证的单位或者个人收集、运送、贮存、处置的；

（四）对医疗废物的处置不符合国家规定的环境保护、卫生标准、规范的；

（五）未按照本条例的规定对污水、传染病患者或者疑似传染病患者的排泄物，进行严格消毒，或者未达到国家规定的排放标准，排入污水处理系统的；

（六）对收治的传染病患者或者疑似传染病患者产生的生活垃圾，未按照医疗废物进行管理和处置的。

第四十八条　医疗卫生机构违反本条例规定,将未达到国家规定标准的污水、传染病患者或者疑似传染病患者的排泄物排入城市排水管网的,由县级以上地方人民政府建设行政主管部门责令限期改正,给予警告,并处5000元以上1万元以下的罚款;逾期不改正的,处1万元以上3万元以下的罚款;造成传染病传播或者环境污染事故的,由原发证部门暂扣或者吊销执业许可证件;构成犯罪的,依法追究刑事责任。

第四十九条　医疗卫生机构、医疗废物集中处置单位发生医疗废物流失、泄漏、扩散时,未采取紧急处理措施,或者未及时向卫生行政主管部门和环境保护行政主管部门报告的,由县级以上地方人民政府卫生行政主管部门或者环境保护行政主管部门按照各自的职责责令改正,给予警告,并处1万元以上3万元以下的罚款;造成传染病传播或者环境污染事故的,由原发证部门暂扣或者吊销执业许可证件或者经营许可证件;构成犯罪的,依法追究刑事责任。

第五十条　医疗卫生机构、医疗废物集中处置单位,无正当理由,阻碍卫生行政主管部门或者环境保护行政主管部门执法人员执行职务,拒绝执法人员进入现场,或者不配合执法部门的检查、监测、调查取证的,由县级以上地方人民政府卫生行政主管部门或者环境保护行政主管部门按照各自的职责责令改正,给予警告;拒不改正的,由原发证部门暂扣或者吊销执业许可证件或者经营许可证件;触犯《中华人民共和国治安管理处罚条例》,构成违反治安管理行为的,由公安机关依法予以处罚;构成犯罪的,依法追究刑事责任。

第五十一条　不具备集中处置医疗废物条件的农村,医疗卫生机构未按照本条例的要求处置医疗废物的,由县级人民政府卫生行政主管部门或者环境保护行政主管部门按照各自的职责责令限期改正,给予警告;逾期不改正的,处1000元以上5000元以下的罚款;造成传染病传播或者环境污染事故的,由原发证部门暂扣或者吊销执业许可证件;构成犯罪的,依法追究刑事责任。

第五十二条　未取得经营许可证从事医疗废物的收集、运送、贮存、处置等活动的,由县级以上地方人民政府环境保护行政主管部门责令立即停止违法行为,没收违法所得,可以并处违法所得1倍以下的罚款。

第五十三条　转让、买卖医疗废物,邮寄或者通过铁路、航空运输医疗废物,或者违反本条例规定通过水路运输医疗废物的,由县级以上地方人民政府环境保护行政主管部门责令转让、买卖双方、邮寄人、托运人立即停止违法行为,给予警告,没收违法所得;违法所得 5000 元以上的,并处违法所得 2 倍以上 5 倍以下的罚款;没有违法所得或者违法所得不足 5000 元的,并处 5000 元以上 2 万元以下的罚款。

承运人明知托运人违反本条例的规定运输医疗废物,仍予以运输的,或者承运人将医疗废物与旅客在同一工具上载运的,按照前款的规定予以处罚。

第五十四条　医疗卫生机构、医疗废物集中处置单位违反本条例规定,导致传染病传播或者发生环境污染事故,给他人造成损害的,依法承担民事赔偿责任。

第七章　附　　则

第五十五条　计划生育技术服务、医学科研、教学、尸体检查和其他相关活动中产生的具有直接或者间接感染性、毒性以及其他危害性废物的管理,依照本条例执行。

第五十六条　军队医疗卫生机构医疗废物的管理由中国人民解放军卫生主管部门参照本条例制定管理办法。

第五十七条　本条例自公布之日起施行。

参 考 文 献

[1]　尚红,王毓三,申子瑜.全国临床检验操作规程[M].4版.北京:人民卫生出版社,2015.

[2]　周新.临床检验诊断学考核指南[M].3版.武汉:湖北科学技术出版社,2006.

[3]　李艳,李山.临床实验室管理学[M].3版.北京:人民卫生出版社,2012.

[4]　夏薇,陈婷梅.临床血液学检验技术[M].北京:人民卫生出版社,2015.

[5]　陈金春,李春德,黄宇烽.临床检验报告速查手册[M].上海:第二军医大学出版社,2009.

[6]　齐军.肿瘤疾病检验手册[M].北京:中国协和医科大学出版社,2005.

[7]　张卓然.临床微生物学和微生物检验[M].北京:人民卫生出版社,2004.

[8]　王兰兰.临床免疫学和免疫检验[M].3版.北京:人民卫生出版社,2005.

[9]　周新,涂植光.临床生物化学和生物化学检验[M].3版.北京:人民卫生出版社,2003.

[10]　王治国.临床检验质量控制技术[M].3版.北京:人民卫生出版社,2014.

[11]　刘景汉,汪德清.临床输血学[M].北京:人民卫生出版社,2011.

[12]　王淑娟,王建中,吴振茹.现代血细胞学图谱[M].北京:人民卫生出版社,2001.

[13]　魏亚明,吕毅.基础输血学[M].北京:人民卫生出版社,2011.

[14]　曹雪涛.医学免疫学[M].6版.北京:人民卫生出版社,2013.

[15]　叶任高.内科学[M].5版.北京:人民卫生出版社,2000.

［16］ 葛均波,徐永健.内科学［M］.8 版.北京:人民卫生出版社,2013.

［17］ 张纪云,龚道元.临床检验基础［M］.5 版.北京:人民卫生出版社,2020.

［18］ 丛玉隆,尹一兵,陈瑜.检验医学高级教程［M］.北京:人民军医出版社,2010.

［19］ 祝卫平,曾明,郭虹.医疗机构临床实验室管理法规与标准［M］.武汉:湖北科学技术出版社,2007.

［20］ 临床路径编委会.临床路径管理汇编:112 种疾病(病种)临床治疗规范［M］.北京:科学技术出版社,2010.

［21］ 尤黎明,吴瑛.内科护理学［M］.7 版.北京:人民卫生出版社,2022.

［22］ 李乐之,路潜.外科护理学［M］.7 版.北京:人民卫生出版社,2021.

［23］ 安力彬,陆虹.妇产科护理学［M］.7 版.北京:人民卫生出版社,2022.

［24］ 崔焱,张玉侠.儿科护理学［M］.7 版.北京:人民卫生出版社,2021.